몸짱 다이어트
D-21
워크아웃

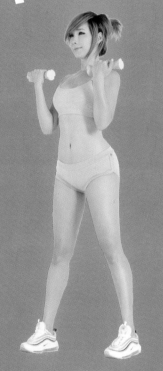

팔 & 어깨

Contents

**몸짱 다이어트
D-21
워크아웃**

초판 1쇄 인쇄 2013년 7월 25일
초판 1쇄 발행 2013년 7월 30일

지은이 정다연
펴낸이 이웅현
펴낸곳 (주)도서출판도도

회장 조대웅
재무이사 최명희
라이프스타일출판 본부장 정지아
기획팀장 한성근

기획책임 이진아
디자인 Design Peacock
사진 Roy Yang, studio 'The Solution'
헤어·메이크업 더 끌림 박정률 원장

출판등록 제 300-2012-212호
주소 서울시 종로구 새문안로 92 오피시아빌딩 1225호
전자우편 dodo7788@hanmail.net
내용문의 02) 739-7656~59(106)
판매문의 02) 739-7656(206)

© 더솔루션 2013

ISBN 979-11-950335-4-6

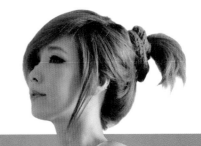

팔&
어깨

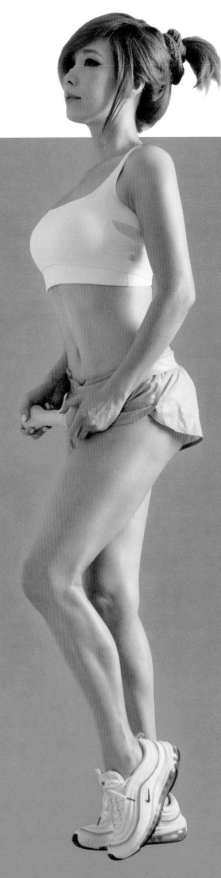

몸짱 아줌마, 세계적인
뷰티트레이너로 진화하다!

《딴지일보》에 〈니들에게 봄날을 돌려주마〉라는 컬럼을 연재하는 것을 계기로
세상에 알려진 그녀는 38살 아줌마, 그것도 한때 펑퍼짐한 몸매를 지녔던 두
아이의 엄마였다고는 도저히 믿을 수 없는 뛰어난 몸매와 미모로 대한민국
전체를 경악시켰다. 그리고 10년. 그녀는 이제 48살이 되었지만 10년 전보다
한층 더 아름다워진 몸매를 유지함으로써 또 한 번 우리를 놀라게 만든다.
그녀는 이제 프로페셔널 뷰티트레이너이다. 그 사이 주로 일본에서 저술, 강연,
TV 출연 활동을 해 왔던 그녀는 일본 3대 온라인 쇼핑몰에서 동시에 DVD
베스트셀러 1위, 2007년 일본 아마존 베스트셀러 1위, 2011년 일본 아마존
베스트셀러 1, 2, 3위 동시 석권 등 그야말로 입을 다물 수 없는 놀라운 성과를
거두면서 적어도 일본 내에서는 '한류의 중심은 정다연'이라는 평가를 받았다.
현재 그녀는 JETA를 설립, 울퉁불퉁한 근육이 아니라 아름다운 몸매를
원하는 여성들을 위해 고민한 '피규어로빅스'를 전파하고 전문 뷰티트레이너를
양성하는 데 진력하고 있다.

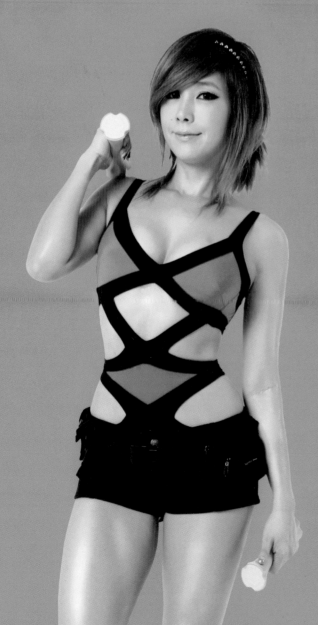

정다연의
10 YEARS

2003
● 인터넷 신문 딴지일보 '니들에게 봄날을 돌려주마'라는 컬럼을 시작,
'몸짱'이라는 신조어를 탄생시키며 '몸짱' 예명을 얻다.

2004
● 50여회의 전국 순회 강연
● 중앙일보에 '몸짱 운동법' 컬럼 연재

2005
● 봄날 휘트니스 GYM 오픈
● 일본 '한류 몸짱 다이어트' 발간(다이어트 분야 서적 판매 순위 1위)
● 이 시대 최고의 몸짱으로 선정되어 대한민국 국회에서 연설
● NHK, 후지TV, TBS, 니혼TV 등을 통해 일본에 소개

2006
● 피규어댄스 다이어트 DVD 출시(2007년 상반기 대한민국
다이어트 분야 판매 순위 1위)
● 대한민국 고등학교 과학교과서에 게재
● 정다연의 '피규어로빅스' 아카데미 설립

2007
● 일본 고단샤에서 '몸짱 다이어트' 출간(아마존 집계 일본 2007년 7월
10일 ~13일 일본 전체 판매순위 1위)
● 일본 산케이신문, 닛칸스포츠, 타잔, 여성자신, 여성세븐, 프라이데이 등
다수의 언론 매체와의 인터뷰

2008
● GX 프로그램 '피규어로빅스' 풀버전 완성
● By Jung Da Yeon 휘트니스 웨어 출시

2009
● 칸사이 TV, 요미우리 TV 출연
● Body Plus Workout Jam 2009 특별 초청 강연
● 아마존 재팬 본사 강연, 라쿠텐 본사 강연
● '피규어로빅스 DVD' (일본 아마존, 라쿠텐 스포츠분야 베스트셀러 1위)

2010
● 일본에서 '몸짱 다이어트 프리미엄' 발간(현재 누적 판매부수 75만부)
● 후지 TV '정다연의 성공 스토리' 방영

2011
● 닌텐도 Wii '피규어로빅스' 출시
● '몸짱 다이어트 스트레칭 DVD Book' 일본 후소샤 출간
● 후지 TV 한국 로케, 나고야 TV 한국 로케
● 일본 아마존 전체서적 베스트셀러 1, 2, 3위 석권

2012
● JETA(Jungdayeon's Exercise Trainer Association) 설립, 피규어로빅스
트레이너 200여 명 배출
● JETA Japan 설립, 일본 트레이너가 양성

2013
● 현재 〈S-댄스〉, 〈몸짱 다이어트 프리미엄〉 중국 · 대만에서
2년 동안 베스트셀러 1위
● 대만 힙합그룹 츠요우파웨이와 함께 작업한 뮤직비디오
'GYM' 380만 뷰 돌파

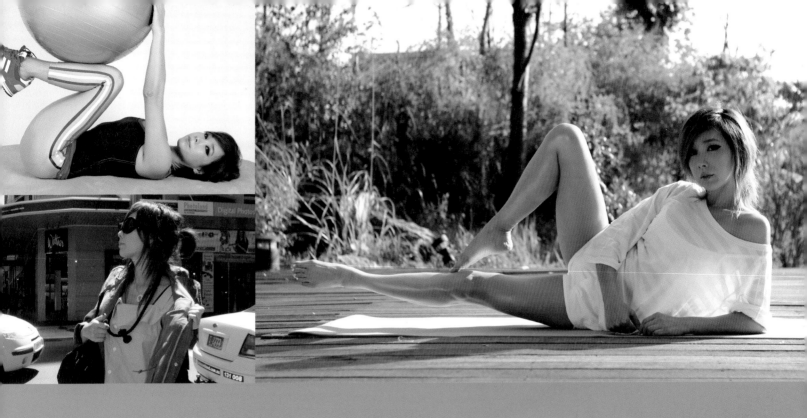

Jungdayeon's **Life & Work**

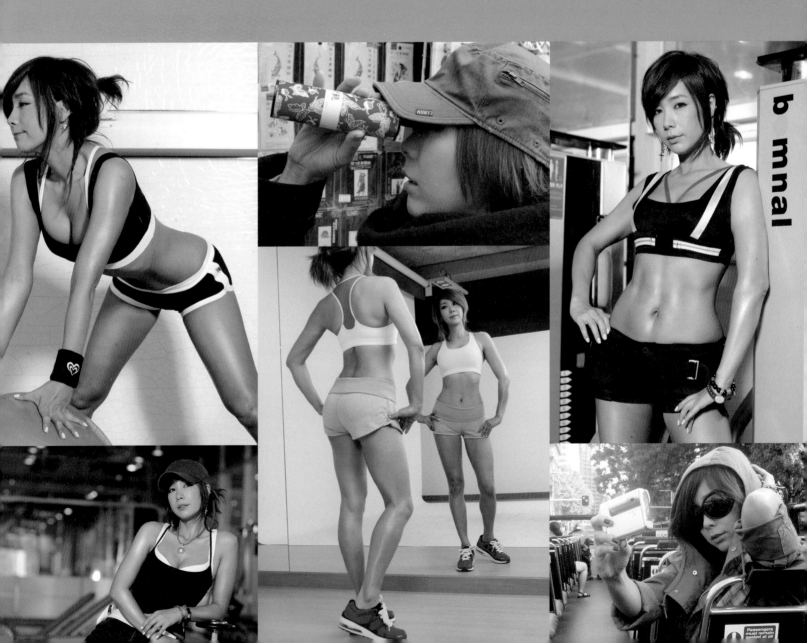

다이어트에
기적은 없지만
효과적인
방법은 있다

저로 인해 몸짱이란 신조어가 탄생 된 지도 벌써 10년이 지났습니다. 몸짱이라는 말이 신조어이긴 하지만 지금은 날씬하고 아름다운, 그러면서도 건강한 몸매를 일컫는 상징적인 단어가 되었지요. 몸짱이라는 말이 없었을 때 몸매가 좋은 사람을 지칭할 때는 서술형으로 풀어서 얘기할 수밖에 없었어요. '몸매가 좋은 사람' 또는 '몸매가 잘 빠진 사람'같이 말이에요. 하지만 몸짱이라는 두 글자에는 이런 의미 이외에도 또 다른 의미도 내포되어 있어요. 후천적인 노력 즉, 운동을 통해서 멋진 몸매가 된 의미 말이에요.

최근 지인으로부터 우리나라의 다이어트 문화는 몸짱 아줌마 이전과 이후로 나뉜다는 말을 들었습니다. 제가 이름을 알리고나서부터 우리나라에 몸짱 신드롬이 불었습니다. 그리고 많은 여성들이 근육운동을 시작하게 되었지요. 그리고 트레이너도 유명인이 될 수 있다는 사례가 만들어지면서 수많은 트레이너들이 방송매체에 등장하기 시작했습니다.

저의 인생도 몸짱 아줌마 이전과 이후로 나뉩니다. 가장 큰 변화는 몸짱 아줌마로 알려지기 이전에는 저와 가족만을 위해 살았지만, 유명세를 타고부터는 다른 사람의 몸매와 다이어트를 위해 사는 트레이너로서의 인생을 살고 있습니다. 제 나이 48살. 저는 여전히 두 아이의 엄마이기 한 남자의 아내이며 시어머니를 모시고 사는 며느리입니다. 한 때는 지극히 평범함 아줌마였지만, 지금의 저를 아줌마라고 부르는 사람은 없습니다. 6명의 가족을 위해 밥을 짓고 빨래를 하는 주부로서의 저는 변한 게 없는데도 말이에요. 지금 생각해보면 10년 전 38살이던 제가 아줌마로 불린 사실이 오히려 신기하게 느껴질 때가 있지요.

제가 다이어트 성공의 상징적인 인물이 될 수 있었던 가장 큰 이유는 바로 평범한 주부이기 때문이 아닌가 생각합니다. 저는 운동을 서른 네살 때 처음 시작했습니다. 그 이전에는 학창시절에 체육수업과 체력장 연습을 한 것 빼곤 전혀 운동을 해 본 경험이 없습니다. 운동에 관해서도 모르는 것 투성이었습니다. 제가 처음 운동을 할 때에는 퍼스널 트레이너라는 직업도 없을 때입니다. 그리고 제가 다니던 체육관은 경기도 남양주의 작은 곳이었기에 트레이너도 없었지요. 운동이라고 해야 그저 런닝머신 위에서 걷거나 실내 자전거를 타는 정도였으니까요.

그리고 우연히 그곳에서 사귀게 된 트레이너 친구로부터 본격적인 운동을 배우기 시작하였습니다. 그때부터 운동으로 몸이 변화되는 경이로운 경험을 하게 되었습니다. 이전까지 저는 제 스스로 운동능력이 전무한 사람이라고 생각했습니다. 하지만 운동을 하면서 제가 운동에 뛰어난 재능을 가졌다는 사실을 깨닫게 되었어요. 재능이라고는 아무 것도 없는 줄 알았는데 운동능력이 있다는 것을 늦게나마 알게 되니 인간은 누구나 한 가지 재능을 갖고 있다는 말을 절감하게 되었어요.

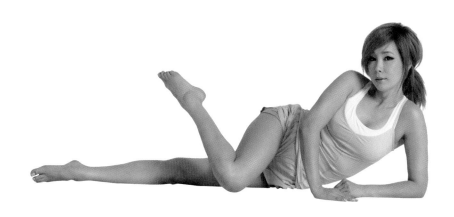

딸이 이번에 고등학생이 되었어요. 그리고 운이 좋았는지 부회장으로 뽑혔습니다. 공부를 그다지 잘하지도 모범이 되는 품성을 가진 것도 아닌데 부회장이 되고나니 기분은 좋으면서 한편으로는 부담스럽기도 했나 봅니다. 요즘은 학교에서 돌아오면 밤늦게까지 스스로 공부를 합니다. 그래서 안하던 공부를 왜 이렇게 열심히 하냐고 물으니 부회장이 공부 못한다는 소리를 듣기 싫어서라고 대답하더군요. 그러면서 공부를 열심히 하다 보니 공부가 점점 재미있어진다고도 합니다.

저의 경우도 비슷한 것 같습니다. 몸짱 아줌마라는 닉네임을 얻고 다이어트의 상징적인 인물로 주목받으면서 저절로 사명감이 생기는 걸 느낍니다. 그래서 더 열심히 다이어트와 관련한 공부를 하고, 효과적인 다이어트의 방법을 연구하는 일에 점점 더 재미를 느낍니다.

제 사연이 알려지면서 일본, 중국, 대만 등지에서 저를 직접 만나고 싶어 하며, 저의 몸짱 비결을 배우고 싶어 하는 사람들의 요청이 끊이질 않고 있습니다. 여러 나라를 방문하여 저의 운동 방법에 대해 강의를 하고, 파주에 있는 저의 짐(gym)을 찾아오는 여성들에게 운동을 가르치면서 저와 같이 날씬해지고 아름답게 변해가는 그들의 모습을 보면서 트레이너로서의 무한한 보람과 긍지를 느낍니다. 그 사이 일본에서 펴낸 몇 권의 책이 베스트셀러가 되면서 날씬해지고 아름다워지고 싶은 여성의 마음은 공간과 시간을 초월한다는 사실도 새삼 느낍니다.

이 책은 책을 통해 가장 효과적으로 운동을 지도할 수 있도록 구성한 첫 시도입니다. 운동을 지도하는데 가장 좋은 방법은 직접 만나서 지도하는 것이지만, 수많은 사람들을 일일이 직접 만나는 것은 사실상 불가능합니다. 대신 이 책을 통해 직접 만나서 지도하는 것과 같은 효과를 낼 수 있도록 구성을 시도해 보았습니다.

이 책은 총 4권의 시리즈로 출간될 예정입니다. 첫 번째로 선보이는 복부 운동법에 이어 힙과 다리, 어깨와 팔, 마지막으로 가슴과 등을 위한 엄선한 운동만을 수록하여 여성들이 가장 고민하는 부위별 비만을 효과적으로 해결하고 더불어 아름다운 근육을 만들 수 있는 저만의 노하우를 소개합니다. 운동법 이외에도 제가 직접 실천하여 효과 본 식이요법과 생활 속에서 주의해야 할 점 등도 담겨 있습니다.

다이어트에 기적 같은 왕도는 없지만 가장 효과적인 방법은 있습니다. 이 책은 그 방법을 효과적으로 제시하므로써 여러분의 스트레스를 해결해 줄 수 있을 것으로 확신합니다. 또한 다이어트는 정기적으로 반복하는 이벤트가 아니라 생활의 일부분이라는 점을 인식하고 포기하지 않고 지속할 수 있는 자신만의 다이어트 방법을 찾아서 꾸준히 실천한다면 힘들지 않고 아름다운 몸매를 갖게 될 것입니다. 무엇보다도 다이어트에 몇 번 실패하고 이제 더 이상 다이어트는 하지 않겠다고 마음 먹은 여성이야말로 이 책에 소개된 운동법을 지금 당장 따라해볼 것을 권합니다.

2013년 7월 정다연

책 사용설명서

이 책에는 뷰티 트레이닝을 구성하는 6개의 서킷과 그 서킷을 구성하는 총 35개의 운동동작에 대한 해설이 실려 있습니다.
각 운동 동작은 자신의 운동능력과 가능한 시간에 맞춰 순서대로 따라 해도 좋고, 특정한 목표에 따라 임의로 재구성해도 아무런
문제가 없습니다. 자신만의 프로그램을 짜기가 어렵다면 p.12~63에 실린 프로그램대로 시행해도 좋습니다.
각 동작에 대해서는 아래의 그림과 같이 상세하면서도 한눈에 알아볼 수 있도록 설명되어 있습니다.
그밖에 몸짱 정다연씨의 다이어트 방법과 요리법, 잘못 알려진 상식을 바로잡는 올바른 지식, 다이어트 관리를 위한 그녀만의
독특한 다이어리가 직접 그린 일러스트와 함께 실려 있습니다.

이 책의 구성

팔&어깨 뷰티트레이닝
이 책에는 총 35개의 뷰티트레이닝 동작이 실려
있으며, 이 동작들은 작용부위, 기본 운동과
복합운동, 유산소 운동의 비중에 따라 6개의
서킷으로 분류되어 있습니다. 또 시원시원한 사진과
일목요연한 배치, 간단하면서도 정확한 설명을 통해
독자들이 쉽게 정확한 동작을 따라 할 수 있습니다.

팔&어깨 라인 살려주는 몸짱비법
정다연식 다이어트 닭가슴살 요리특선. 매끈한
어깨와 팔의 라인을 살려주는 놀라운 비법.
공마사지와 간 독소를 제거하는 디톡스 음료
11가지를 자세하게 실었습니다.

팔 라인 운동 10
민소매 옷을 입거나 드레스를 입으면 팔 라인이
예뻐야 라인이 삽니다. 팔 라인을 살려주는 10개
동작을 별도로 선별하여 제시해 뒀습니다.

어깨 라인 운동 10
목선이 고우면 여성미가 한층 더 강조되기 마련.
네크라인에 특히 집중적으로 작용하는 10개 동작을
선별해 제시함으로써 단기간에 원하는 효과를 거둘
수 있도록 했습니다.

속설 vs 과학
잘못된 상식으로 인해 다이어트에 실패하는
사례들이 너무나 많습니다. 여기서는 특히 어깨와
팔과 관련된 최신 과학지식을 바탕으로 잘못된
상식을 바로잡아 줍니다.

목표 중심 3주 점프업 플랜
단기간에 획기적인 변화를 일으키는 고강도
운동플랜. 운동을 통해 확연히 구분되는 Before&
After를 원한다면 꼭 도전해 보시기 바랍니다.

이 책의 특징

6개의 서킷과 35개의 운동동작에 대한 일목요연한 설명
총 21일간 자신의 운동 능력에 맞춰 6가지 서킷을 조합하여 손쉽게 나만의 맞춤 프로그램을
짤 수 있습니다. 팔 라인 운동, 어깨 라인 운동은 물론, 집중 트레이닝 프로그램인 '3주 점프업
플랜'을 제시해 자신에 맞는 운동 프로그램을 쉽게 직접 만들 수 있도록 했습니다.

한눈에 정확한 동작을 이해할 수 있도록 다양한 각도에서 본 운동 동작과 설명을 담았어요
다양한 각도의 동작 사진, 전문 용어가 아닌 이해하기 쉽게 풀어 쓴 설명, 포인트가 되는
OK 동작, 특히 주의해야 할 NG 동작 등 기존 운동 서적보다 훨씬 보기 쉽고 따라 하기 쉬워
제대로 된 상체운동을 하는데 큰 도움을 줍니다.

근력운동과 유산소운동의 이상적인 조합
기존의 운동법처럼 한 번 하고 쉬는 방식이 아닌 서킷 방식의 연속 동작을 제시함으로써
무산소운동과 유산소운동 두 가지 효과를 동시에 얻을 수 있도록 구성했습니다.

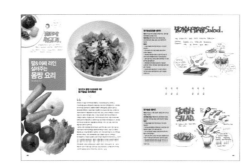

**팔&어깨라인 살려주는
몸짱요리 비법**
몸짱을 만드는 건 운동만은
아니죠. 어떤 식품을 어떤 식으로
잘 섭취하느냐도 중요합니다.
정다연식 닭가슴살 요리특선을
그녀의 꼼꼼하면서도 예쁜
일러스트 레시피로 공개합니다.

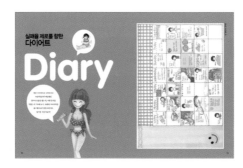

**자기 관리를 위한
다이어트 다이어리**
몸짱 정다연이 직접 디자인하고
일러스트를 그린 다이어트
다이어리가 담겨 있어요. 빈칸에
자신의 다이어트 일기를 기록해
보세요. 좋은 생활습관을 기르는 데
큰 도움이 됩니다.

작용 부위

각 운동마다 구체적으로 어떤 부위에 효과가 있는지 일러스트와 함께 표시했어요. 해당되는 부위를 의식하면서 운동하면 더 큰 효과를 얻을 수 있습니다.

운동 횟수

표시된 반복 횟수와 세트수는 보통의 운동 능력을 가진 사람에게 알맞은 운동량입니다. 자신의 운동능력, 시간을 고려해 조정하면 됩니다.

6가지 서킷

이 책에는 A에서 F까지 총 6가지 서킷이 제시되어 있습니다. 자신의 능력에 따라 월요일에서 토요일까지 꾸준히 운동하세요. 각 서킷은 운동의 강도나 난이도, 순서를 의미하는 것은 아니니 자신의 능력에 맞게 골고루 운동하면 됩니다.

NG동작

흔히 저지르기 쉬운 실수 동작은 NG컷으로 따로 표시했습니다.

OK 동작

포인트가 되는 동작은 OK컷으로 따로 표시해 보다 정확한 동작을 할 수 있도록 강조했어요.

움직임의 방향

동작의 방향이나 각도 등을 정확하게 표시하여 정확한 동작을 취할 수 있도록 도움을 줍니다.

E1
Exercise
사이드 래터럴 & 서클

운동 횟수 8~16회 | 4~8set

NG
- 무릎이 밖으로 휘어진다
- 상체가 숙여짐
- 허리 펴지거나 휘어짐
- 턱이 들림
- 복근 이완된 상태
- 부상 위험

46

1 다리를 넓게 벌리고 선 상태에서 한쪽 다리를 구부리고 한쪽 다리로 버틴다.

2 무릎을 구부리고 바닥에 닿을 정도까지 내려간다.

3 (2)의 동작을 반대 방향으로

4 (1)의 동작을 반대 방향으로

OK

47

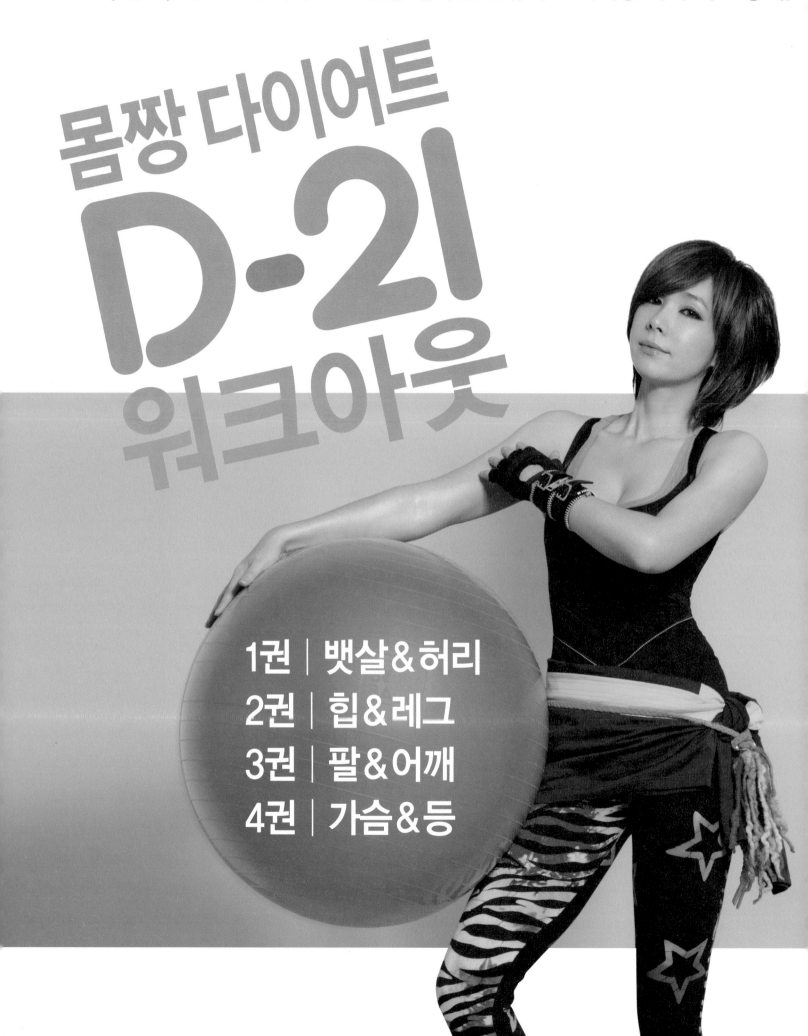

일본, 중국, 대만을 놀라게 만든 몸짱 정다연의 뷰티 트레이닝 국내 최초 공개!

몸짱 다이어트
D-21
워크아웃

1권 | 뱃살&허리
2권 | 힙&레그
3권 | 팔&어깨
4권 | 가슴&등

팔&어깨 뷰티 트레이닝

여성들의 나이가 들어감에 따라 네크라인에 탄력을 잃고
어깨가 쳐지기 시작한다. 비정상적으로 두꺼워진 팔라인 때문에
슬림한 옷입기가 두려워 늘 헐렁한 아줌마 패션을 연출하게 된다.
매일 꾸준히하는 운동 습관이 아름다운 몸매를 만들어 준다.

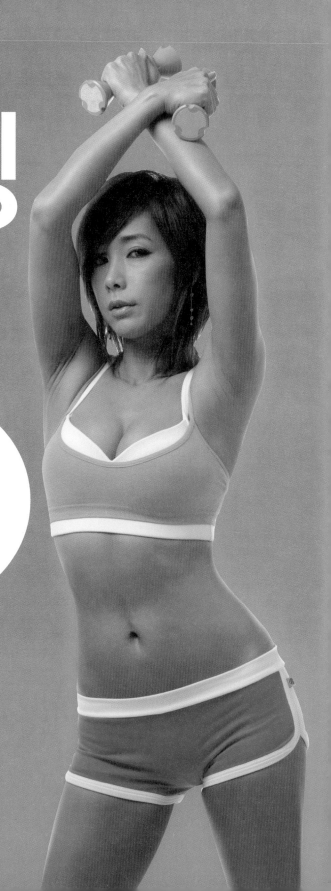

매끈한 팔과
균형잡힌
어깨를 위한
30분 투자!

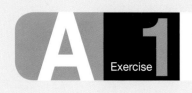 **Exercise 1** 한 팔 접어 올리고 내리기

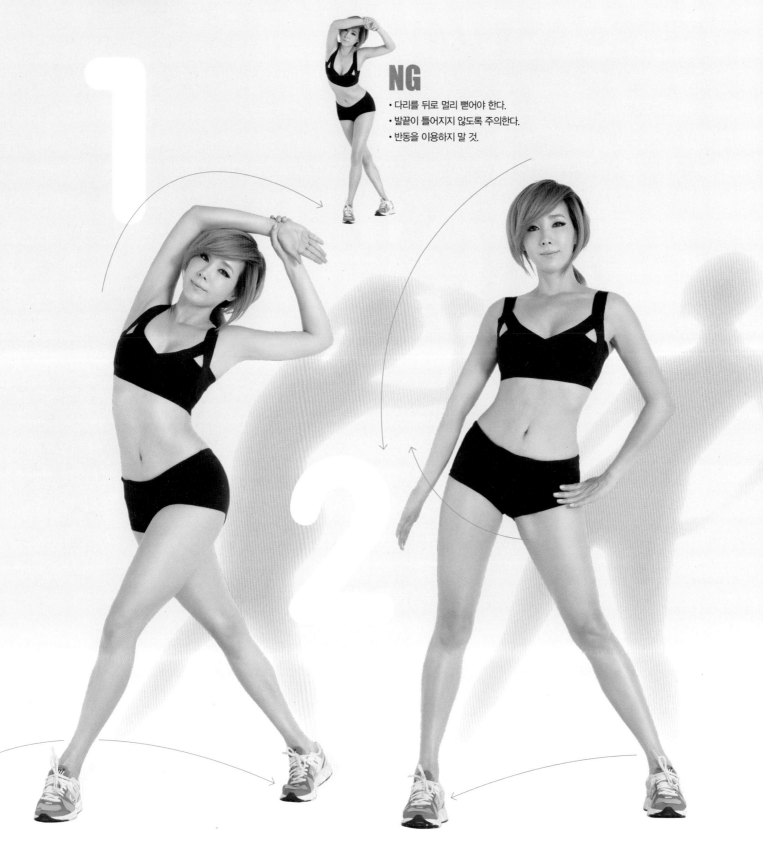

NG

- 다리를 뒤로 멀리 뻗어야 한다.
- 발끝이 틀어지지 않도록 주의한다.
- 반동을 이용하지 말 것.

1 들숨 한쪽 다리를 자연스럽게 구부리면서 반대쪽 다리는 대각선 방향으로 뒤로 뻗는다. 이때 뒷발 발바닥을 지면에 닿게 해서 종 아리와 허벅지 근육을 늘려주는 것이 중요. 같은 쪽 팔목을 반대쪽 손으로 잡아 당겨 옆구리와 팔 안쪽 근육을 늘려준다.

2 날숨 뒤로 뻗었던 다리를 원위치하면서 올렸던 팔을 어깨 근육을 늘려 주면서 천천히 내리고 골반을 가볍게 끌어 올린다.

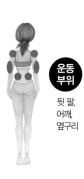

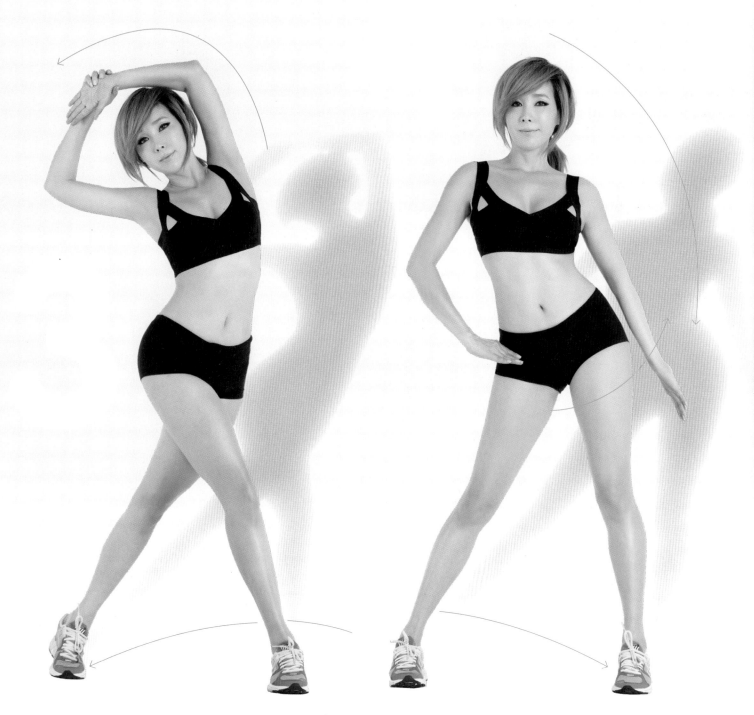

3 들숨 ①의 동작을 반대 방향으로.

4 날숨 ②의 동작을 반대 방향으로.
※ ①~②를 연결하여 반복한 뒤 ③~④를 연결하여 같은 횟수
만큼 실시.

Exercise 2 양 팔 틀어펴기

운동 횟수 | 16회 | **4~8set**

운동 부위

뒷 팔, 어깨 측면

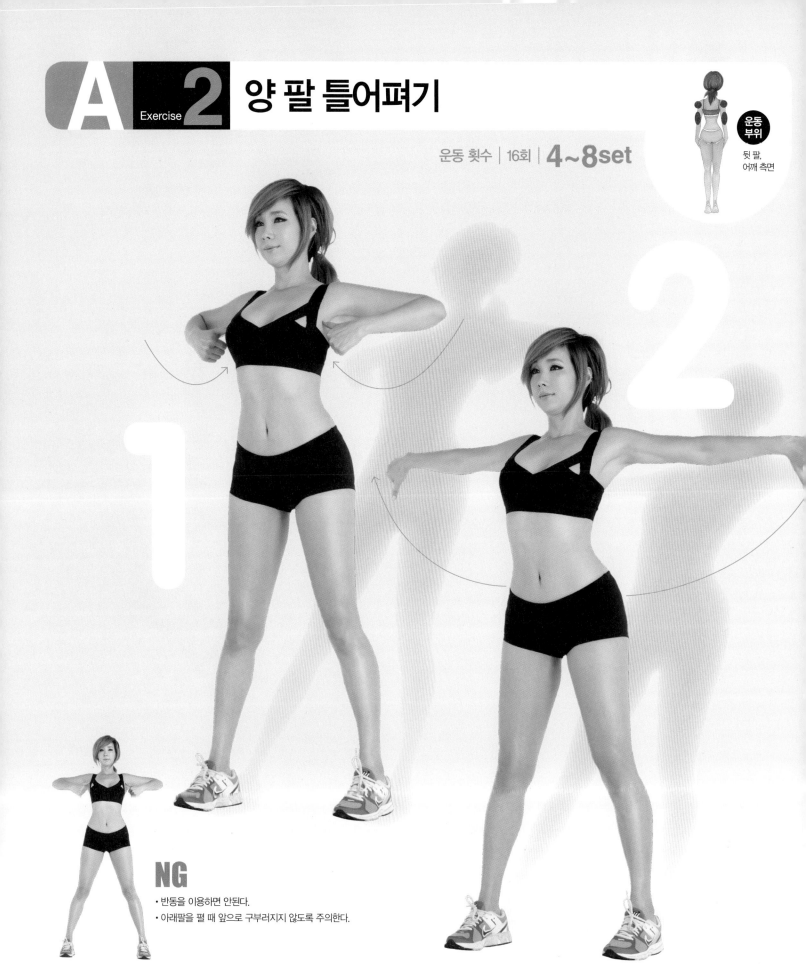

NG
- 반동을 이용하면 안된다.
- 아래팔을 펼 때 앞으로 구부러지지 않도록 주의한다.

1 다리를 벌리고 서서 팔꿈치는 어깨와 수평, 아래팔은 그보다 약 간 처지게 팔을 들어올린다.

2 위팔은 고정한 채 아래팔을 일직선으로 천천히 편다. 엄지손가락 은 아래를 향하도록 한다. 방향.
※ ①~②를 연결하여 실시한 후 A3의 동작을 이어서 실시.

운동 횟수 | 16회 | **4~8set**

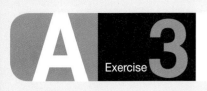

운동
부위

어깨 측면

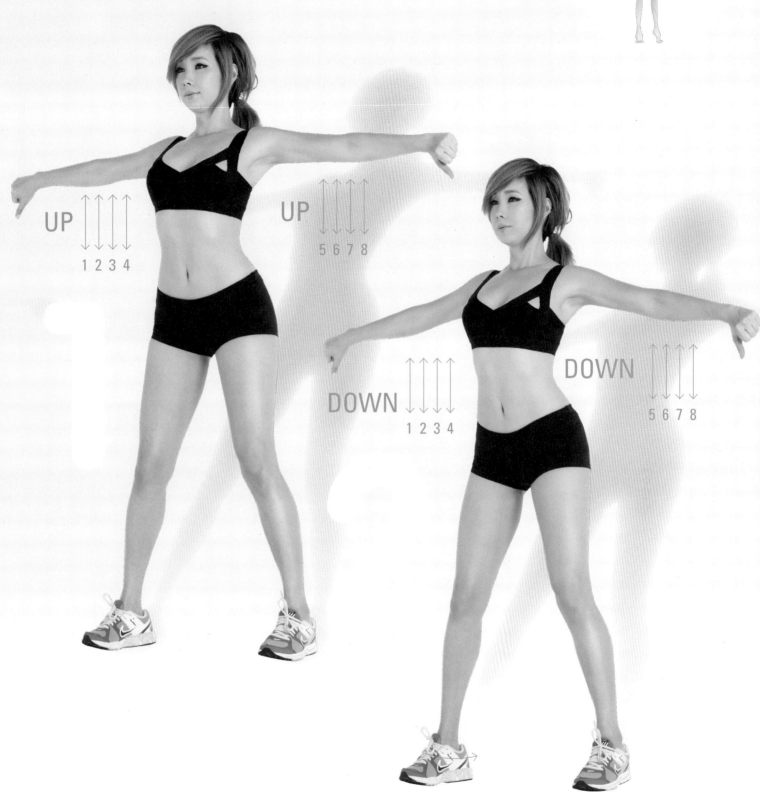

UP ↑↓↑↓↑↓↑↓
1 2 3 4

UP ↑↓↑↓↑↓↑↓
5 6 7 8

DOWN ↑↓↑↓↑↓↑↓
1 2 3 4

DOWN ↑↓↑↓↑↓↑↓
5 6 7 8

1 팔꿈치가 뒤를 향하도록 팔을 살짝 굽힌 상태에서 어깨 근육을 의식하면서 짧게 올린다.

2 ①의 자세에서 팔을 짧게 내린다.
※ ①~②를 연결하여 올릴 땐 빠르게 내릴 땐 천천히.

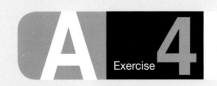

Exercise 4 손 모아 8자 그리기

운동 횟수 | 16회 | **2~4set**

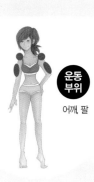

운동
부위

어깨 팔

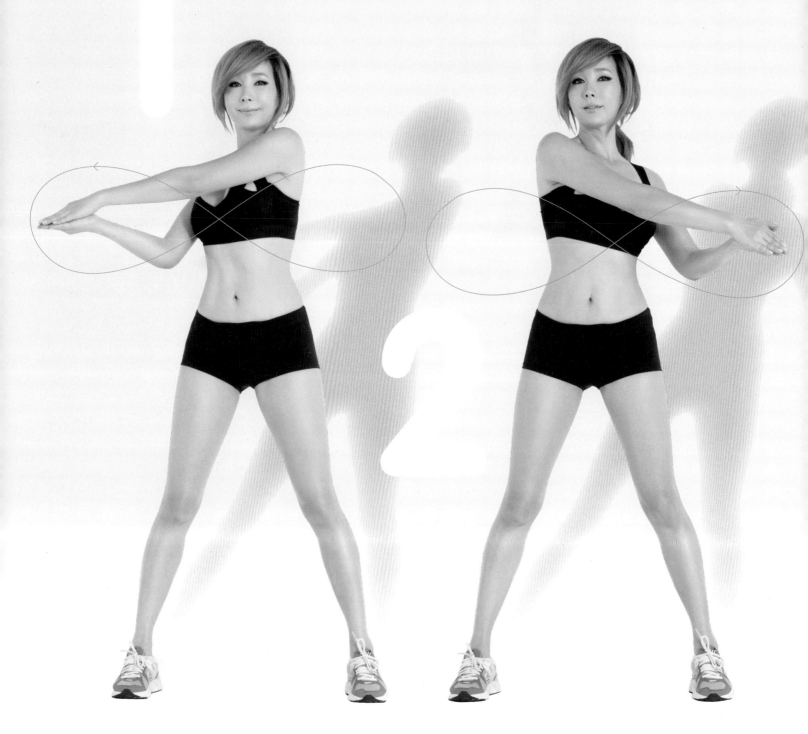

1 **날숨** 손바닥을 겹쳐 몸통 앞에서 좌우로 크게 누운 8자를 그린다. 오른쪽으로 갈 때는 왼손 손등이 위로, 왼쪽으로 갈 때는 오른손 손등이 위로. 위쪽에 놓이는 팔은 최대한 곧게 편다.

2 **들숨** (손 정면지점) **날숨** 누운 8자를 그리며 반대쪽으로 팔을 옮긴다. ※ ①~②를 연결하여 누운 8자를 그리며 어깨와 팔 근육을 자극한다.

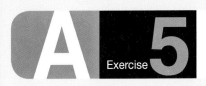

Exercise 5 손 모아 옆 올리기

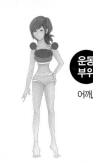

운동 부위

어깨, 가슴

운동 횟수 | 16회 | **4~8set**

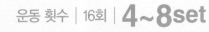

NG

- 옆으로 뻗은 위 쪽 팔이 굽어지지 않도록 한다.
- 올리는 지점이 귀밑 이상으로 지나치게 높지 않도록 주의한다.
- 반동의 힘으로 동작을 하지 않도록 한다.
- 움직이는 동안 상,하체 모두 고정하도록 한다.

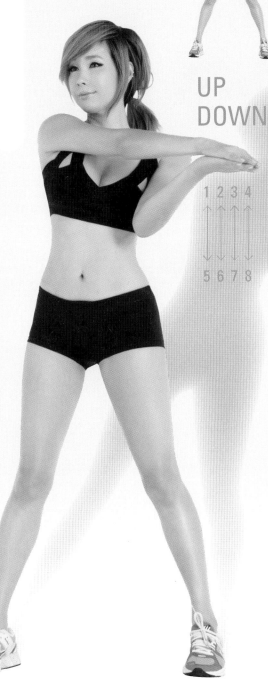

UP
DOWN

1 2 3 4

5 6 7 8

UP
DOWN

1 2 3 4

5 6 7 8

1 들숨 A4의 최대 동작 지점에서 팔을 짧게(귀밑 지점까지) 들어 올린다.

2 날숨 팔을 짧게 내려준다.
※ 한쪽 방향으로 정한 횟수만큼 반복한 후 반대 방향으로 같은 횟수만큼 실시.

17

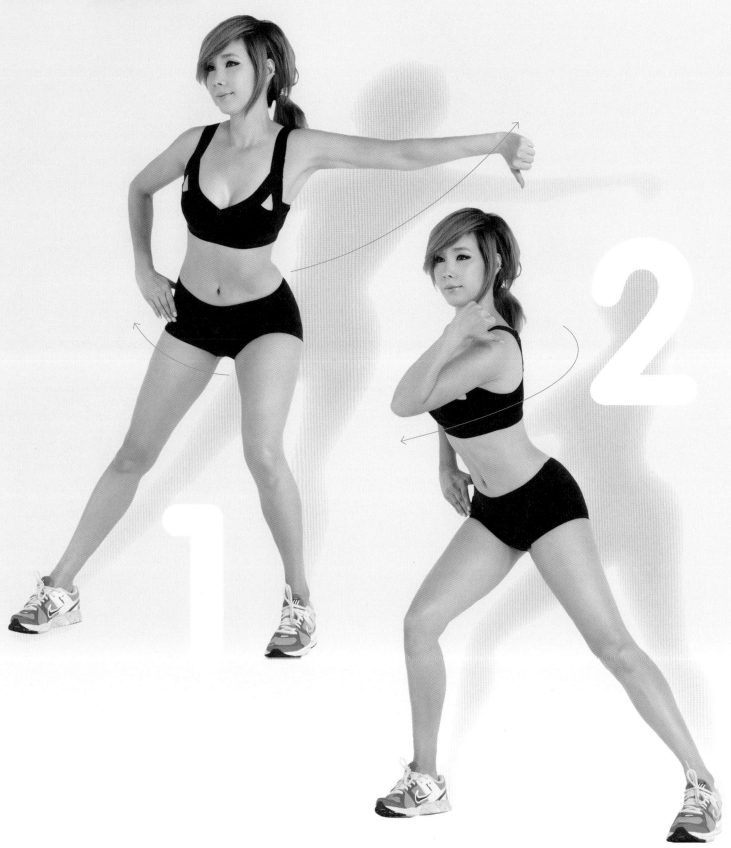

1 날숨 보폭은 어깨넓이보다 약간 넓게 벌리고 발끝과 무릎은 정면 11자, 무릎은 살짝 구부린다. 엄지손가락이 아래를 향하도록 하고 팔을 쭉 뻗으면서 골반은 팔과 반대 방향으로 밀어준다.

2 들숨 뻗었던 팔을 완전히 접어 팔꿈치를 최대한 가슴 안쪽으로 당기고 골반은 반대 방향으로 밀어 준다.

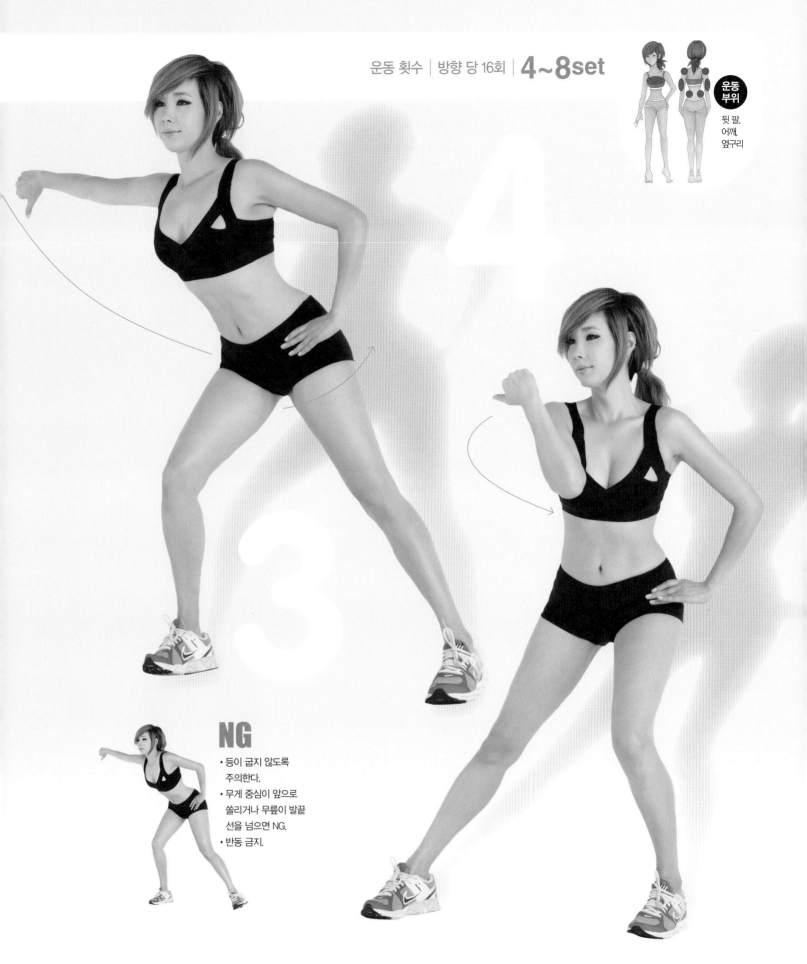

**운동
부위**

뒷 팔,
어깨
옆구리

NG

• 등이 굽지 않도록
  주의한다.
• 무게 중심이 앞으로
  쏠리거나 무릎이 발끝
  선을 넘으면 NG.
• 반동 금지.

3 날숨 ①의 동작을 반대 방향으로.

4 들숨 ②의 동작을 반대 방향으로. ※ ①~②를 연결하여 정한
    횟수만큼 실시한 뒤 ③~④를 연결하여 같은 횟수만큼 반복.

스텝 & 사이드 레터럴

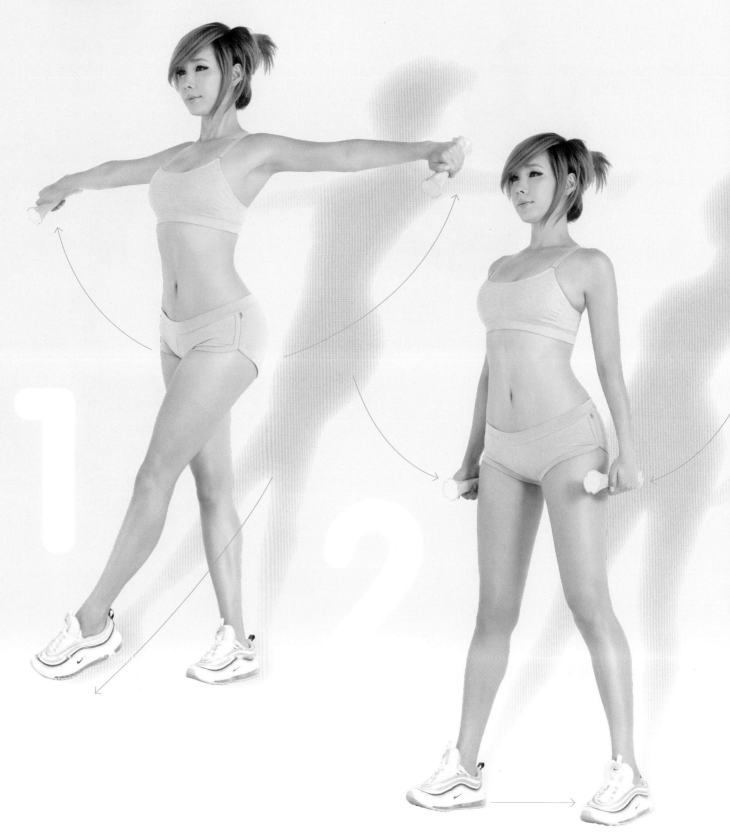

1 날숨 엄지손가락이 45도 아래를 향한 상태에서 팔꿈치를 어깨보다 살짝 위로 들고, 한쪽 다리를 까치발로 축이 되는 다리 앞쪽으로 교차시켜 뻗는다.

2 들숨 다리를 원위치하면서 천천히 두 팔을 내린다.

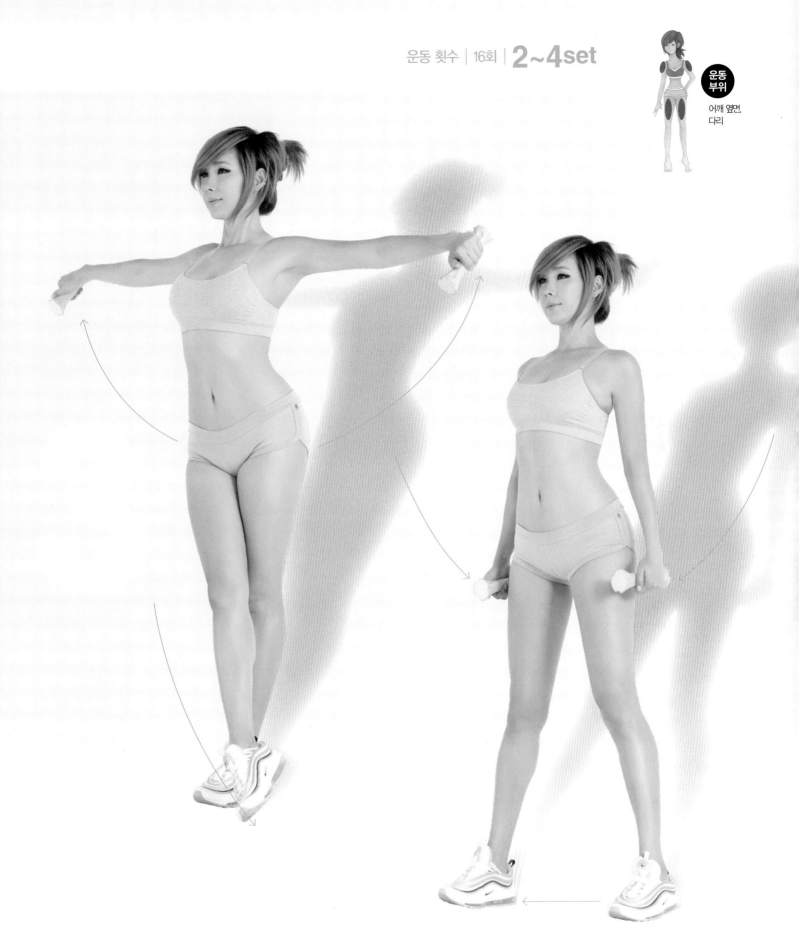

운동
부위

어깨 옆면,
다리

1 날숨 ①과 같은 요령으로 반대쪽 다리를 교차시키며 팔꿈치를 들
어올린다.

2 들숨 다리를 원위치하면서 천천히 두 팔을 내린다.
※ ①~④를 연결하여 다리를 바꿔가며 두 팔을 올리고 내린다.

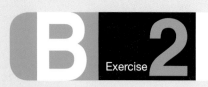

B Exercise 2 스텝 & 교차 올리기

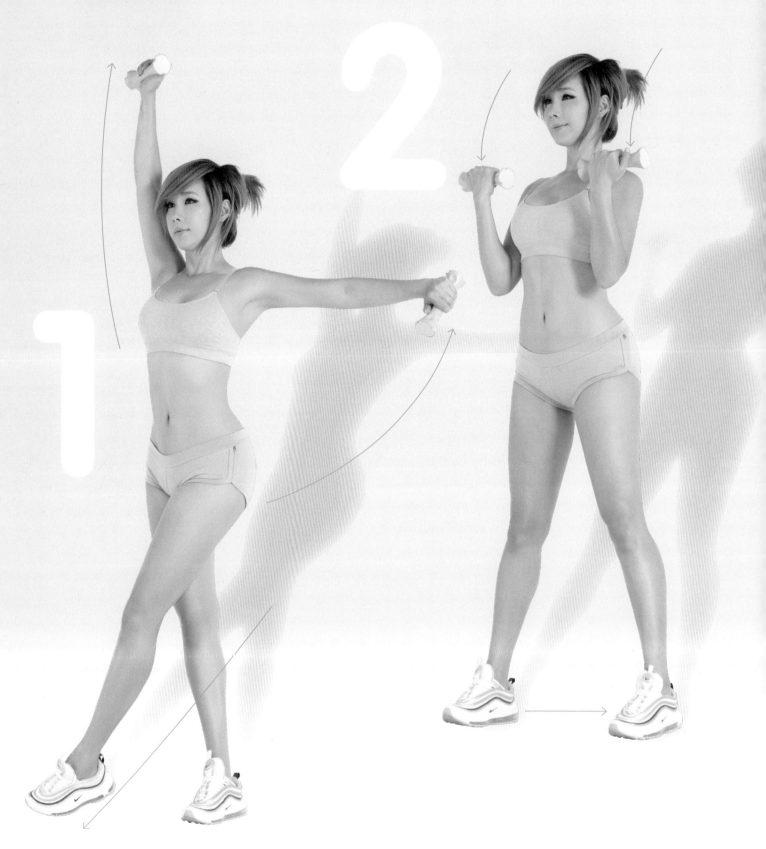

1 **날숨** 한쪽 다리를 축이 되는 다리 앞쪽으로 교차시켜 뻗으면서 축이 되는 쪽 팔은 위로, 반대쪽 팔은 옆으로 뻗는다. 옆으로 뻗은 팔은 엄지손가락이 45도 아래, 위로 뻗은 팔은 손등이 밖으로 향한다.

2 **들숨** 다리를 원위치하면서 팔꿈치를 옆구리에 최대한 붙힌 채로 덤벨을 들어올린다. 이때 두 아래팔이 정면에서 보아 11자가 되도록 한다.

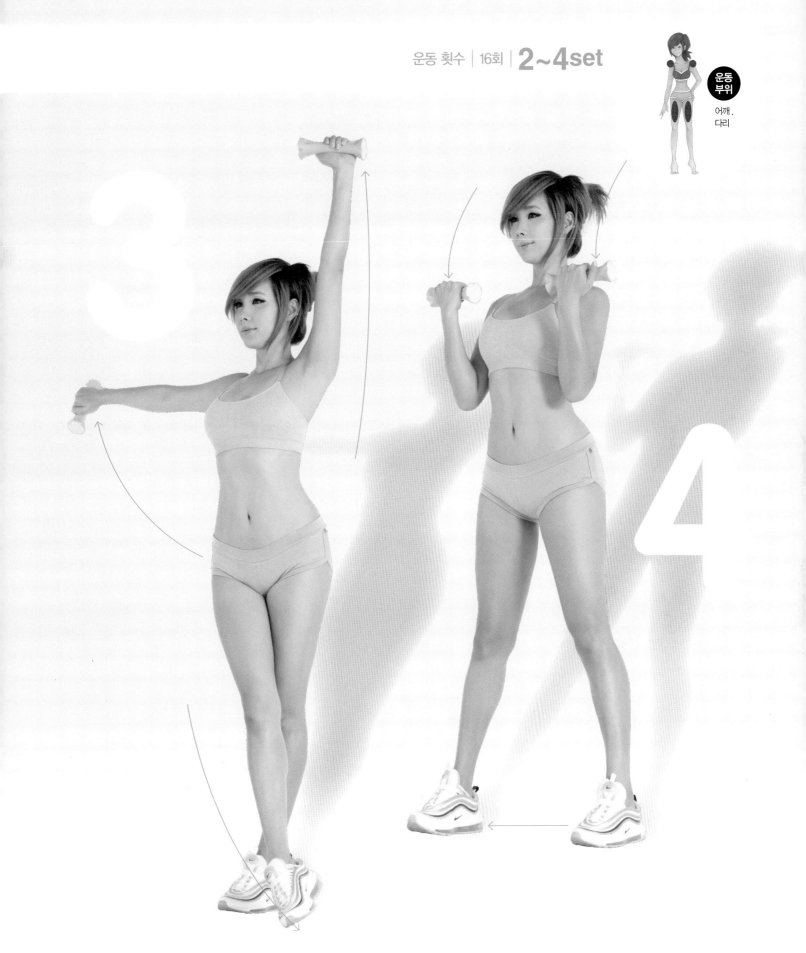

운동
부위

어깨 .
다리

3 날숨 ①의 동작을 반대 방향으로 실시.

4 들숨 ②의 자세로 돌아온다.
※ ①~④를 연결하여 다리를 바꿔가며 정한 횟수만큼 반복.

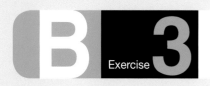
운동 횟수 | 8~16회 | **2~4set**

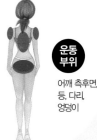
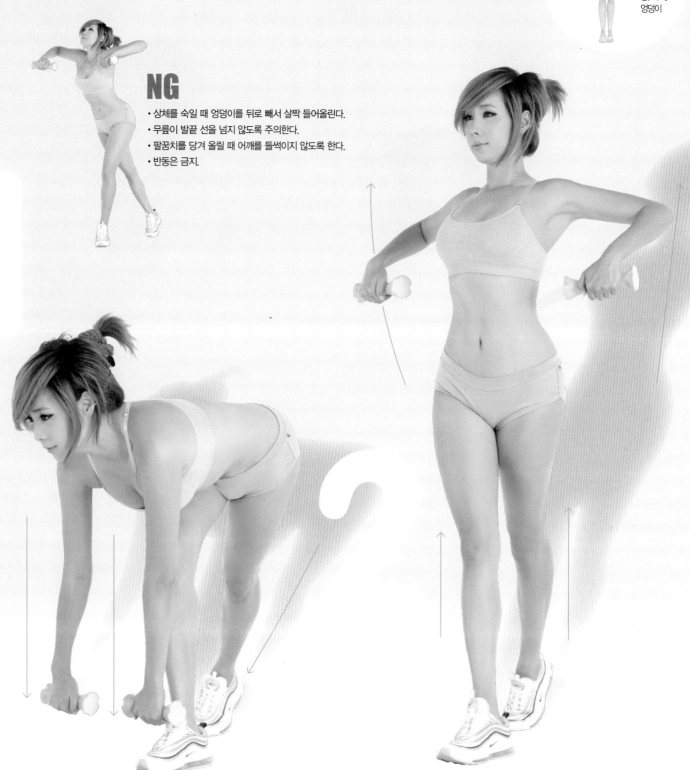

NG

- 상체를 숙일 때 엉덩이를 뒤로 빼서 살짝 들어올린다.
- 무릎이 발끝 선을 넘지 않도록 주의한다.
- 팔꿈치를 당겨 올릴 때 어깨를 들썩이지 않도록 한다.
- 반동은 금지.

1 들숨 한쪽 다리를 대각선 뒤로 멀리 뻗으면서 앞쪽 다리는 자연스럽게 구부린다. 허리를 편 상태에서 상체를 바닥과 수평이 되도록 숙이고 뒷다리와 같은 방향으로 상체를 틀어 두 팔을 내린다.

2 날숨 다리는 그대로 둔 채 몸을 일으켜 세우면서 허벅지 안쪽에 힘을 주고, 팔꿈치를 어깨와 일직선이 되도록 당겨 올린다. 이때 팔은 직각으로 구부리고 엄지손가락은 가슴 옆을 향한다.
※ ①~②를 연결하여 정한 횟수만큼 반복한 후 다리를 바꿔 같은 횟수만큼 실시.

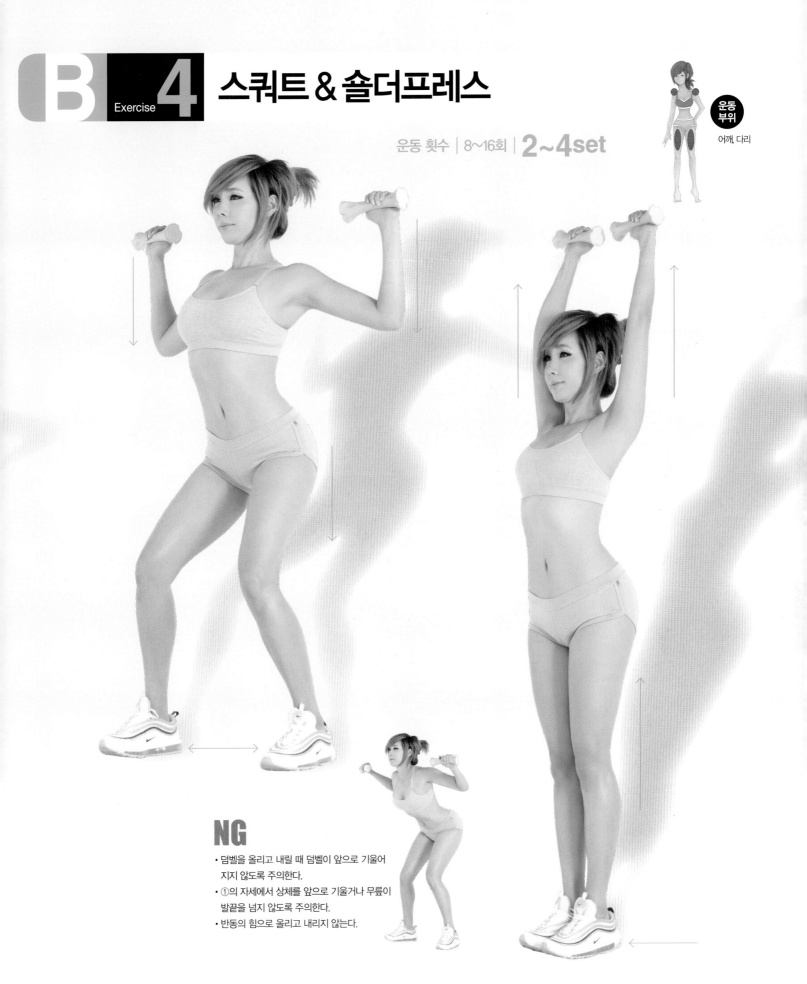

운동 횟수 | 8~16회 | **2~4set**

운동 부위

어깨, 다리

NG

• 덤벨을 올리고 내릴 때 덤벨이 앞으로 기울어
  지지 않도록 주의한다.
• ①의 자세에서 상체를 앞으로 기울거나 무릎이
  발끝을 넘지 않도록 주의한다.
• 반동의 힘으로 올리고 내리지 않는다.

3 들숨 시선은 정면. 무릎과 발끝은 정면 11자, 보폭은 어깨넓이
보다 약간 더 넓게, 무게중심은 발뒤꿈치. 엉덩이를 뒤로 빼고
가슴을 내밀면서 다리를 약간 구부려 상체를 내리고, 두 팔을
L 모양으로 구부려 덤벨이 귀 옆선에 놓이도록 한다.

4 날숨 다리를 모으고 몸을 일으켜 세우면서 손바닥이 앞을 향하도
록 해서 덤벨을 머리 위로 들어올린다. 이때 팔꿈치 관절은 자연
스럽게 편다. ※ ①~②를 연결하여 좌우로 번갈아 이동하면서
반복한다.

로우 & 크로스 업

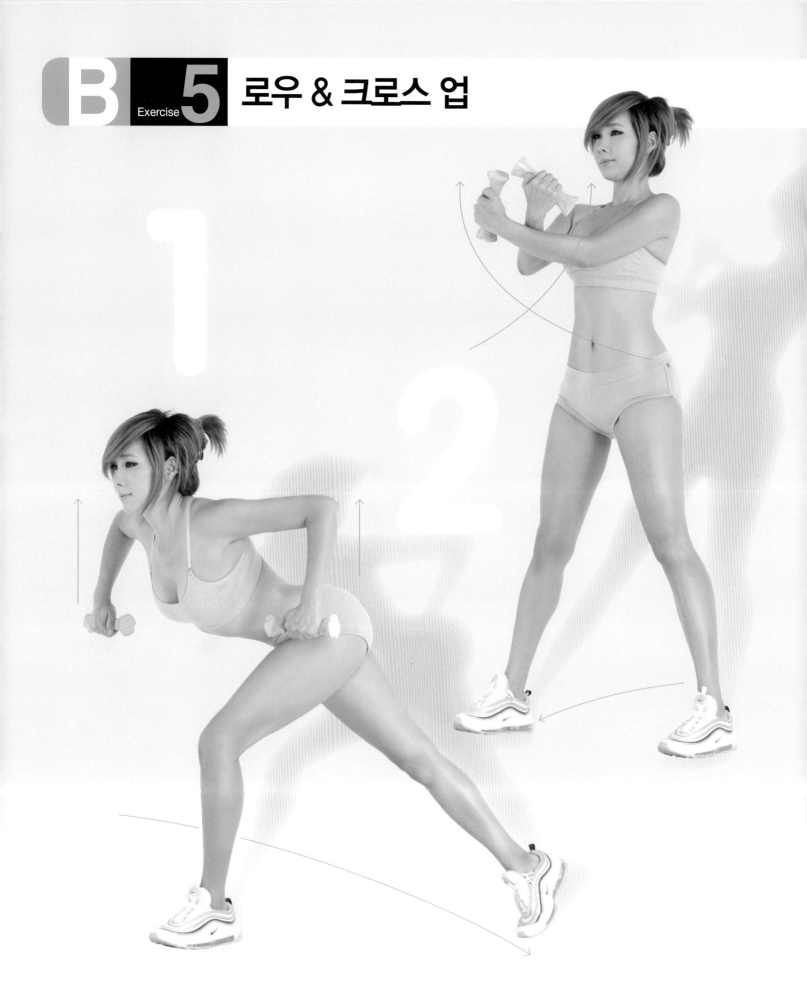

1 [들숨] 한쪽 다리를 대각선 뒤쪽으로 멀리 뻗고 상체를 숙인 자세에서 두 팔은 직각으로 구부려 팔꿈치가 어깨와 수평이 되도록 든다.

2 [날숨] 뒤로 뻗었던 다리를 당겨 다리를 벌리고 일어서면서 두 팔을 가슴 앞쪽으로 교차시켜 위로 살짝 들어 올려준다.

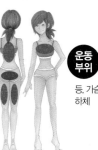

운동
부위

등, 가슴,
하체

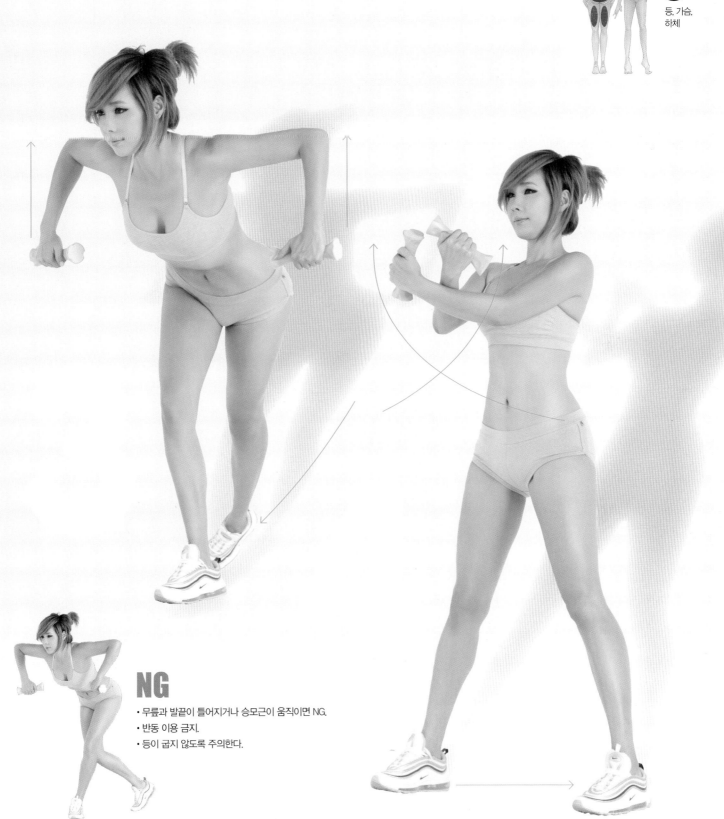

NG

- 무릎과 발끝이 틀어지거나 승모근이 움직이면 NG.
- 반동 이용 금지.
- 등이 굽지 않도록 주의한다.

3 들숨 ①의 동작을 반대 방향으로.

4 날숨 ②의 동작으로 돌아간다. 교차하는 손만 반대로.
※ ①~④를 연결하여 다리를 바꿔가며 실시.

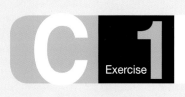

C Exercise 1 스텝 & 수평 접어 올리기

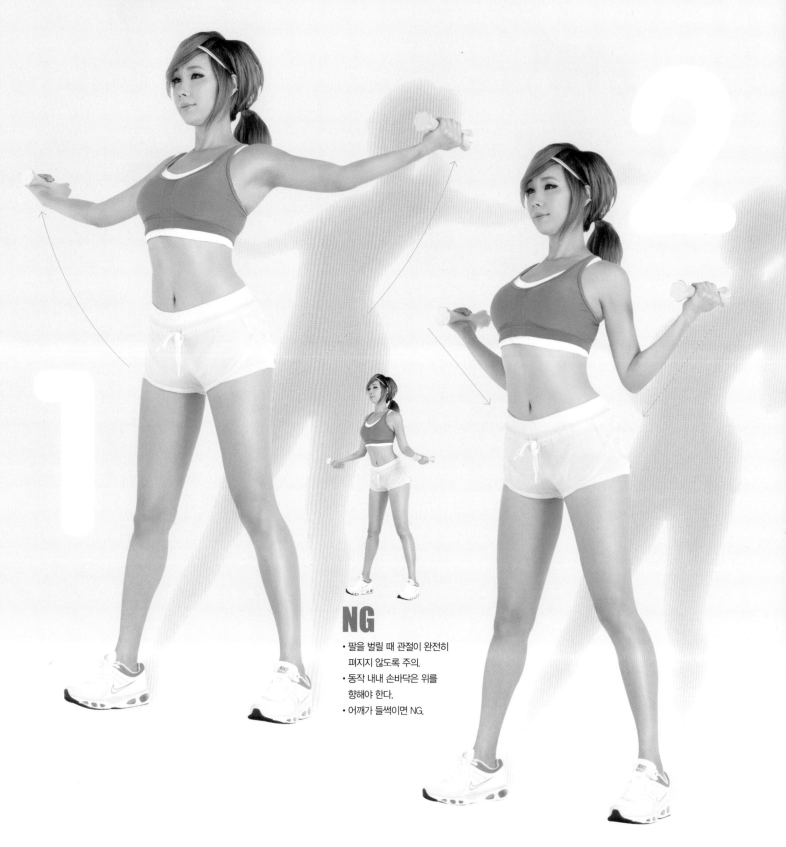

NG
- 팔을 벌릴 때 관절이 완전히 펴지지 않도록 주의.
- 동작 내내 손바닥은 위를 향해야 한다.
- 어깨가 들썩이면 NG.

1 들숨 어깨넓이보다 약간 더 넓게 벌리고 선다. 손바닥이 위를 향하도록 덤벨을 가볍게 쥐고 팔꿈치의 힘을 빼 자연스럽게 구부러진 상태에서 두 팔을 어깨와 수평으로 들어올린다.

2 날숨 팔꿈치를 접으면서 옆구리 가까이로 당겨준다.

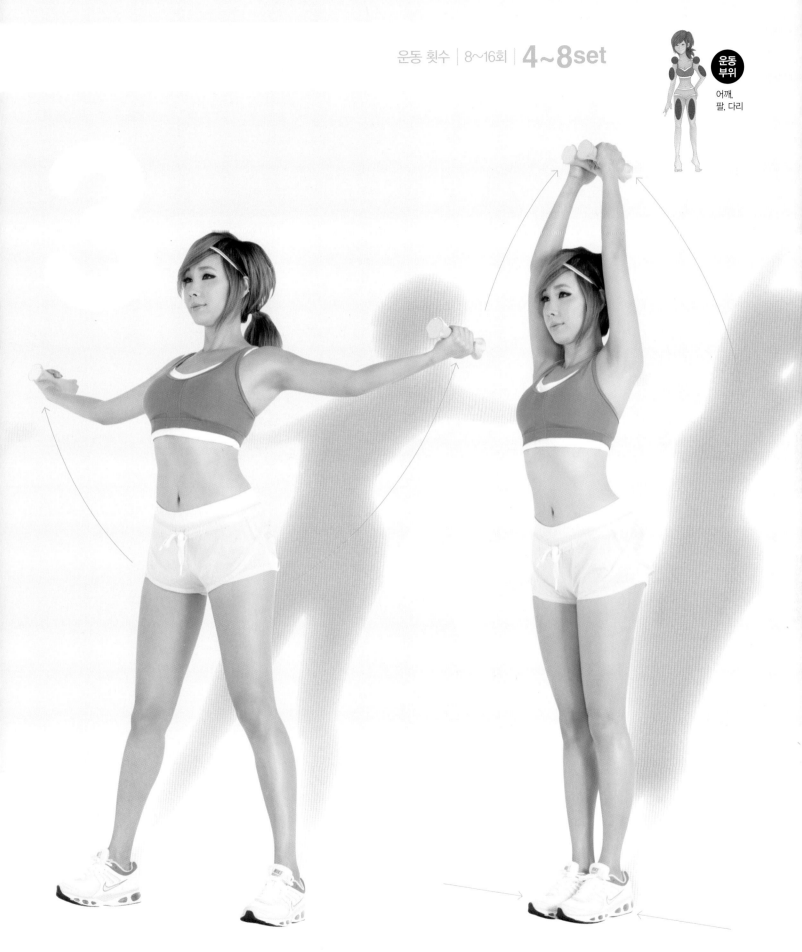

3 들숨 ①과 같은 동작.

4 날숨 허벅지 안쪽을 조이며 덤벨을 머리 위로 들어올린다.
※ ①~④를 연결하여 좌우로 번갈아 이동하면서 반복한다.

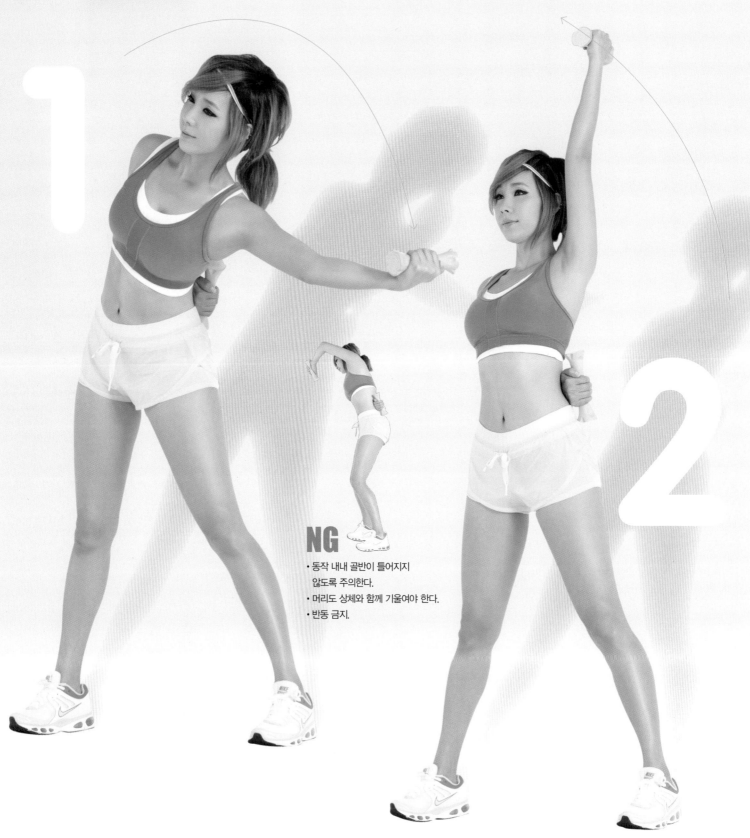

NG
- 동작 내내 골반이 틀어지지 않도록 주의한다.
- 머리도 상체와 함께 기울여야 한다.
- 반동 금지.

1 **[들숨]** 다리를 어깨넓이보다 약간 더 넓게 벌리고 선다. 한 팔은 정면에서 덤벨이 보이도록 등 뒤로 허리를 감아 지지하면서 반대쪽 팔을 손바닥이 위를 향한 상태에서 옆으로 뻗으며 상체를 함께 기울인다.

2 **[날숨]** 상체를 바로 세우며 덤벨을 머리 위로 들어올린다.

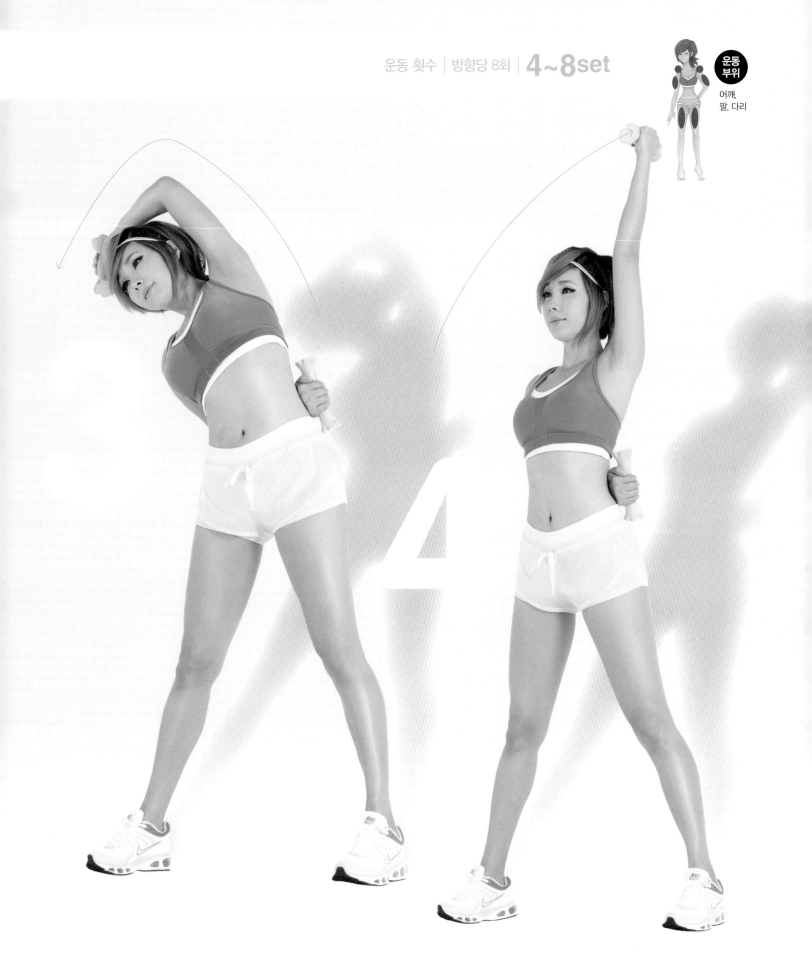

3 들숨 팔을 구부리며 머리와 상체 팔을 함께 반대 방향으로 기울
인다.

4 날숨 팔을 곧게 뻗으며 상체를 바로 세운다. ※ ①~④를 연결하
여 절도 있게 반복한 다음 반대 방향으로 같은 횟수만큼 실시.

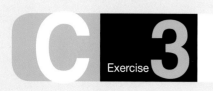

덤벨 접어 넘기고 다리 올리기

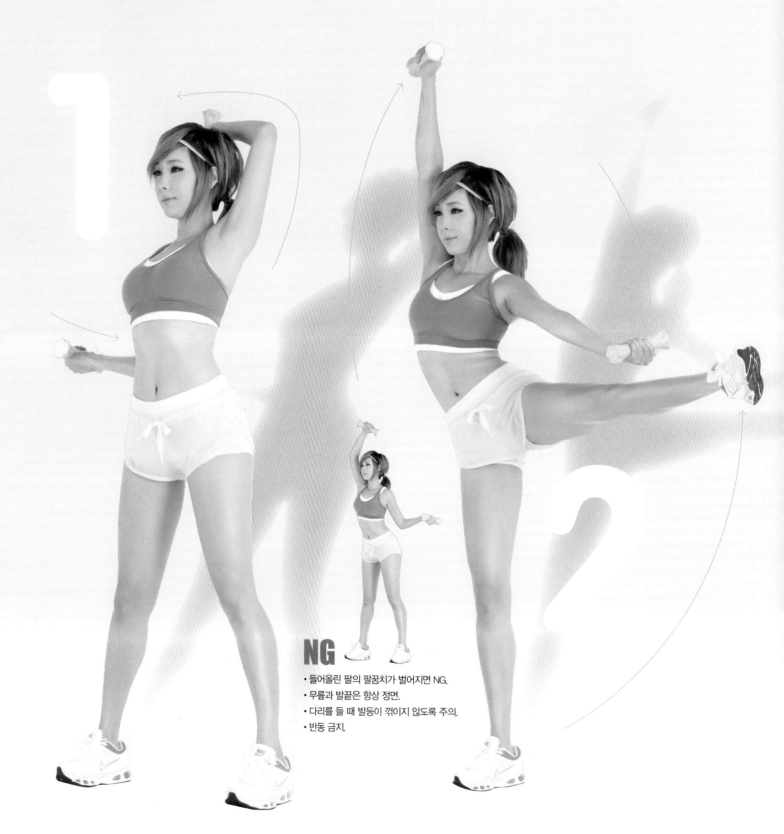

NG
- 들어올린 팔의 팔꿈치가 벌어지면 NG.
- 무릎과 발끝은 항상 정면.
- 다리를 들 때 발등이 꺾이지 않도록 주의.
- 반동 금지.

1 들숨 다리를 벌리고 서서 한쪽 팔을 머리 뒤에서 접어준다. 반대쪽 팔은 직각으로 구부린 상태에서 옆구리에 붙여 몸통과 나란하게 팔꿈치를 뒤로 당긴다.

2 날숨 당겼던 팔은 머리 위로 곧게 뻗고, 머리 위로 들어올렸던 팔은 옆으로 쭉 뻗으면서 같은 쪽 다리를 곧게 편 상태로 옆으로 들어올린다. 이때 옆으로 뻗은 팔의 손바닥은 하늘 방향, 무릎과 발등은 정면.

운동
부위

뒤 팔.
어깨.
옆구리.
다리

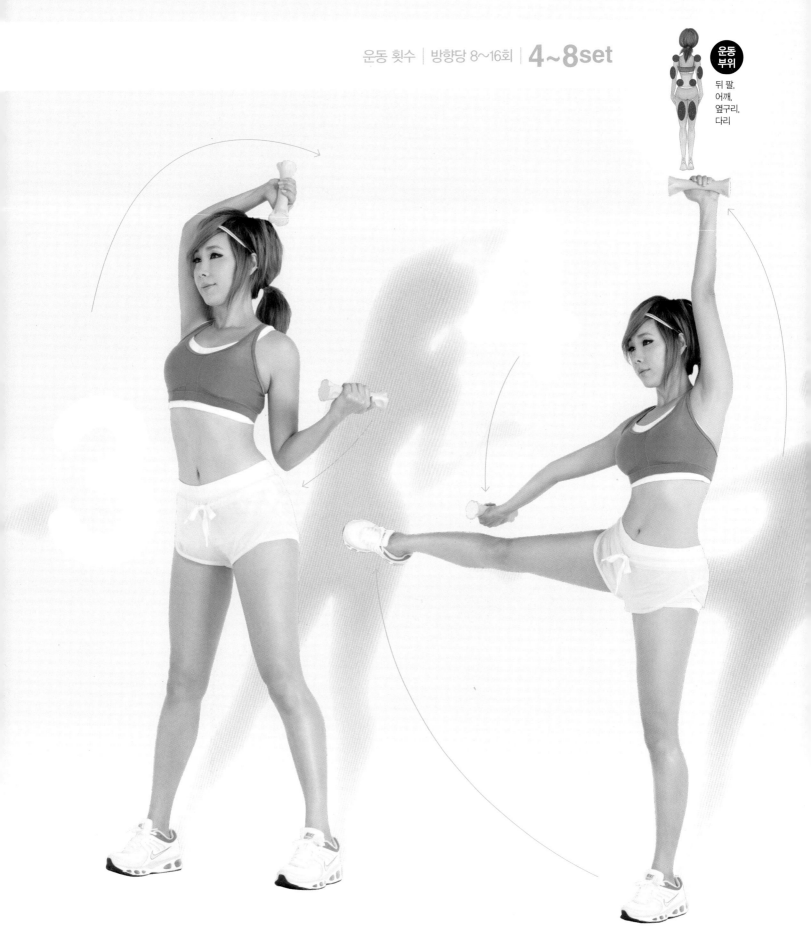

3 툴숨 ①의 동작을 반대 방향으로.

4 날숨 ②의 동작을 반대 방향으로.
※ ①~②를 연결하여 정한 횟수만큼 반복한 후 ③~④를 연결
하여 같은 횟수만큼 실시.

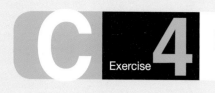

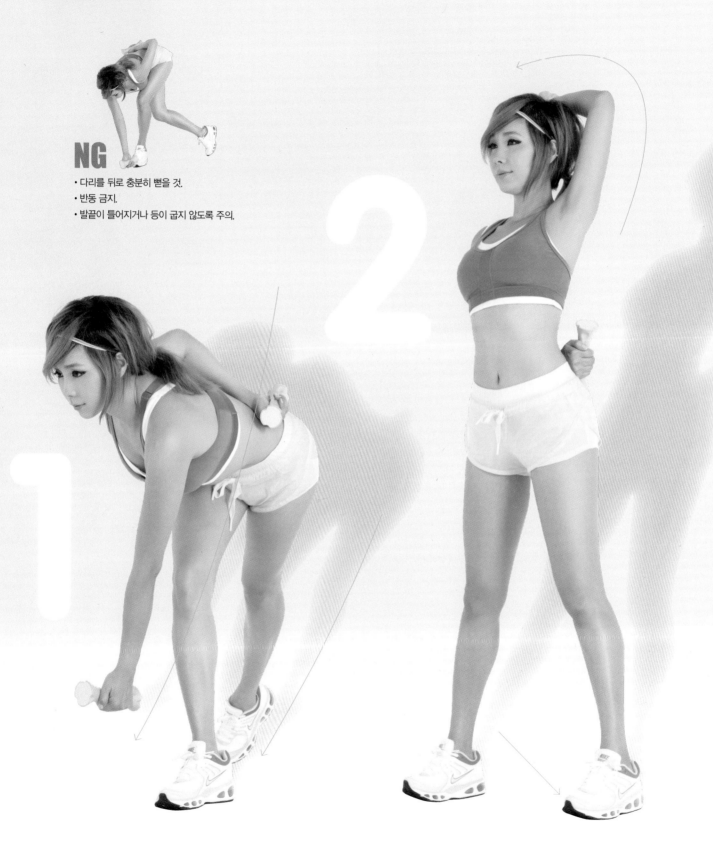

NG

- 다리를 뒤로 충분히 뻗을 것.
- 반동 금지.
- 발끝이 틀어지거나 등이 굽지 않도록 주의.

1 들숨 한쪽 팔은 등 뒤로 돌려 감고, 한쪽 다리를 대각선 뒤로 멀리 뻗는다. 상체를 숙이며 앞 다리 측면 바깥으로 반대쪽 팔을 뻗어 내린다.

2 날숨 뒤로 뻗었던 다리를 당겨 다리를 벌리고 일어서면서 내렸던 팔을 바깥으로 회전시켜 들어올리고 아래팔만 머리 뒤로 당겨 내린다.

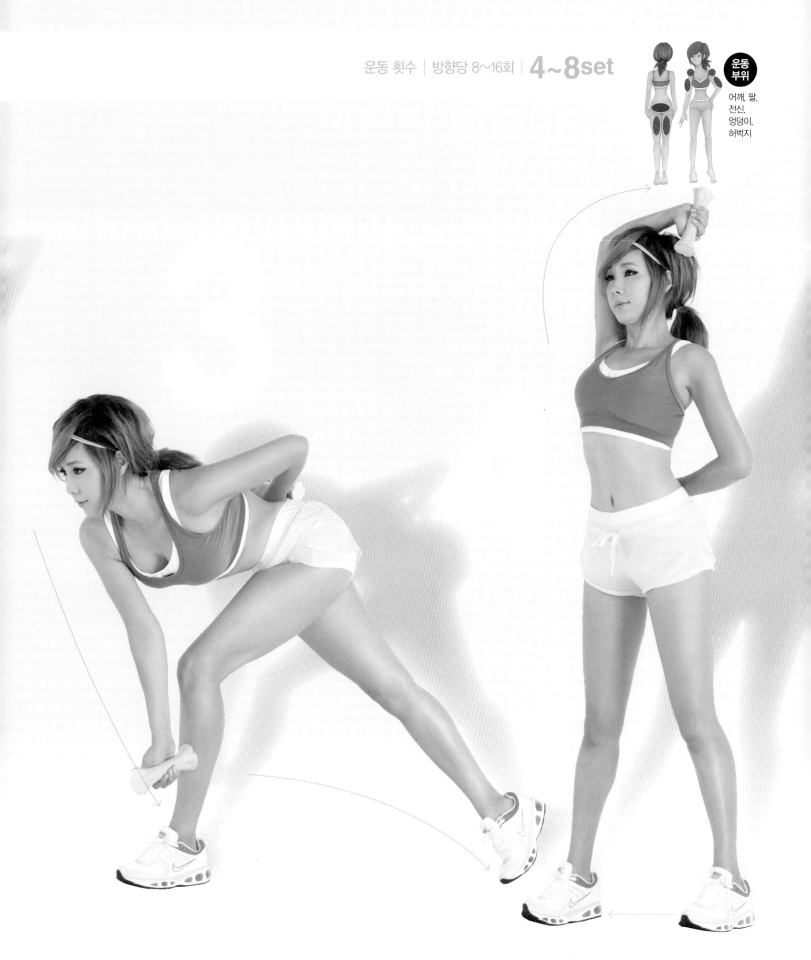

3 돌숨 ①의 동작을 반대 방향으로.

4 날숨 ②의 동작을 반대 방향으로.
※ ①〜②를 연결하여 한 방향으로 정한 횟수만큼 반복한 뒤
다리를 바꿔 반대 방향으로 같은 횟수만큼 실시.

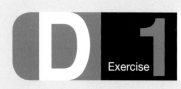 **D** Exercise **1** 덤벨 들어 옆구리 늘리기

운동 횟수 | 8~16회 | **4~8set**

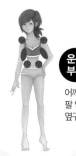

운동 부위

어깨,
팔 안쪽,
옆구리

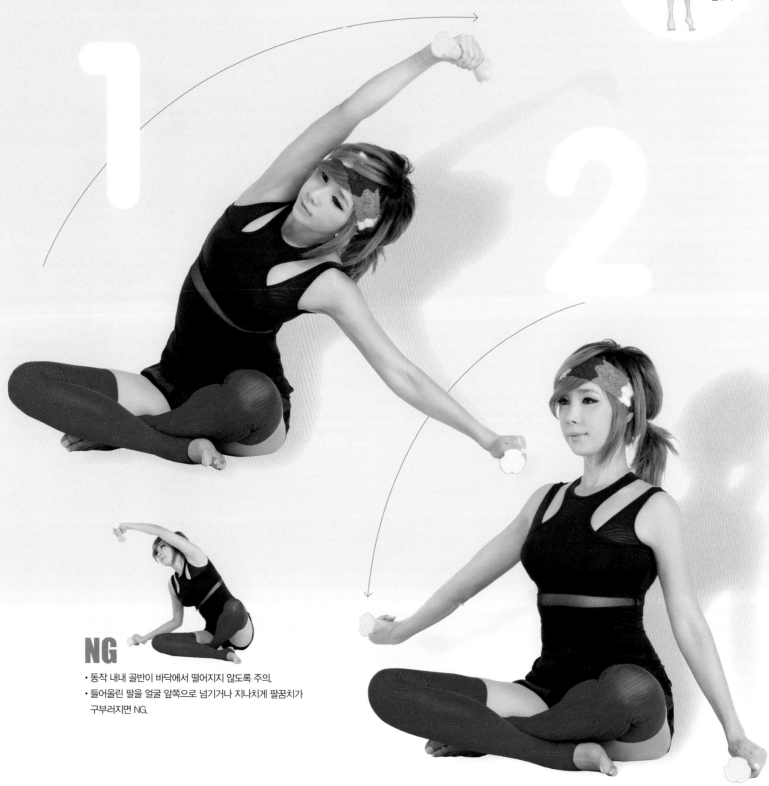

NG
• 동작 내내 골반이 바닥에서 떨어지지 않도록 주의.
• 들어올린 팔을 얼굴 앞쪽으로 넘기거나 지나치게 팔꿈치가
  구부러지면 NG.

1 들숨 양반다리를 하고 허리를 펴고 앉은 자세에서 한쪽 손으로 바닥을 짚고 팔, 상체, 머리를 함께 최대한 기울여 옆구리를 늘려 준다. 이때 위로 뻗은 팔은 귀 옆에 붙인다.

2 날숨 상체를 바로 세우면서 들어올렸던 팔을 바닥에 닿지 않는 지점까지 손바닥이 위를 향하도록 가만히 옆으로 내린다.
※ ①~②를 연결하여 한 방향으로 반복한 후 반대 방향으로 같은 횟수만큼 실시.

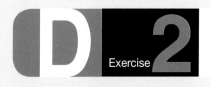

D Exercise **2** 팔 접어 넘기며 옆구리 늘리기

운동 횟수 | 8~16회 | **4~8set**

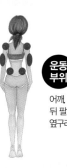

운동 부위

어깨
뒤 팔,
옆구리

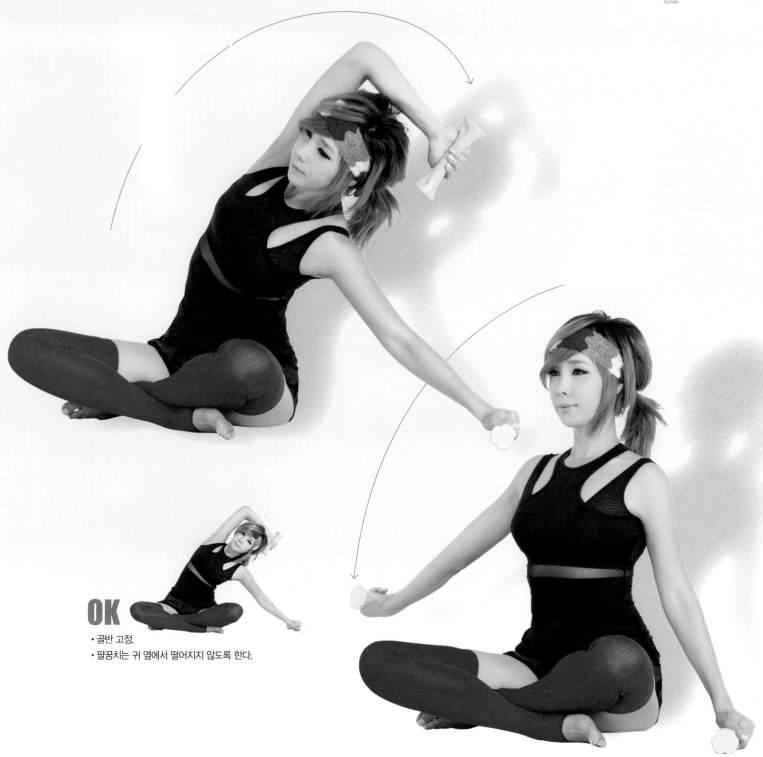

OK

- 골반 고정.
- 팔꿈치는 귀 옆에서 떨어지지 않도록 한다.

1 들숨 양반다리를 하고 허리를 펴고 앉은 자세에서 한쪽 손으로 바닥을 짚고 팔, 상체, 머리를 함께 기울이며, 들어올린 팔의 팔꿈치를 굽혀 아래팔을 당겨 준다.

2 날숨 팔을 펴서 바닥에 닿지 않는 지점까지 손바닥이 위를 향하도록 천천히 내려준다.
※ ①~②를 연결하여 한 방향으로 정한 횟수만큼 반복한 뒤 반대 방향으로 같은 횟수만큼 실시.

37

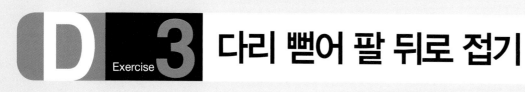

D · Exercise 3 · 다리 뻗어 팔 뒤로 접기

운동 횟수 | 8~16회 | **2~4set**

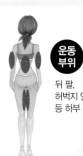

운동 부위

뒤 팔,
허벅지 안,
등 하부

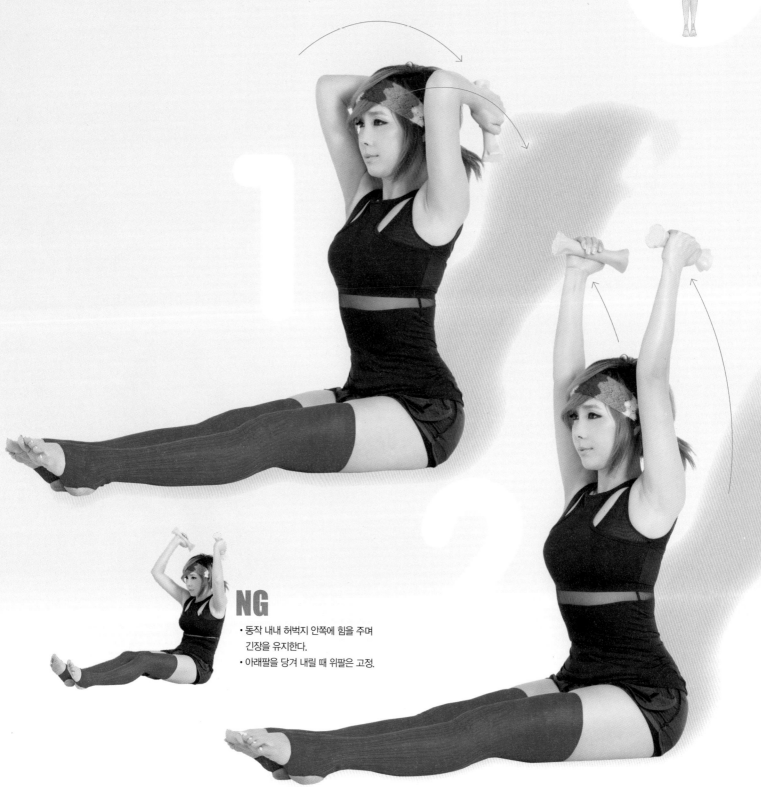

NG

• 동작 내내 허벅지 안쪽에 힘을 주며
  긴장을 유지한다.
• 아래팔을 당겨 내릴 때 위팔은 고정.

1 들숨 다리를 가지런히 모아 뻗고 허벅지에 힘을 준다. 발끝은 정면. 두 팔을 어깨넓이로 곧게 들어올렸다가 아래팔만 당겨 내려 위팔 뒤쪽 근육을 늘려 준다.

2 날숨 아래팔을 곧게 들어올려 위팔 뒤쪽 근육을 조여준다. 이때 정면에서 보아 두 팔이 11자 모양을 이룬다.

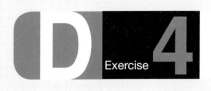

Exercise 4 팔 뒤로 뻗고 팔 뒤로 접기

운동 횟수 | 8~16회 | **2~4set**

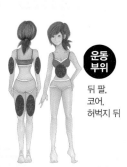

운동
부위

뒤 팔,
코어,
허벅지 뒤

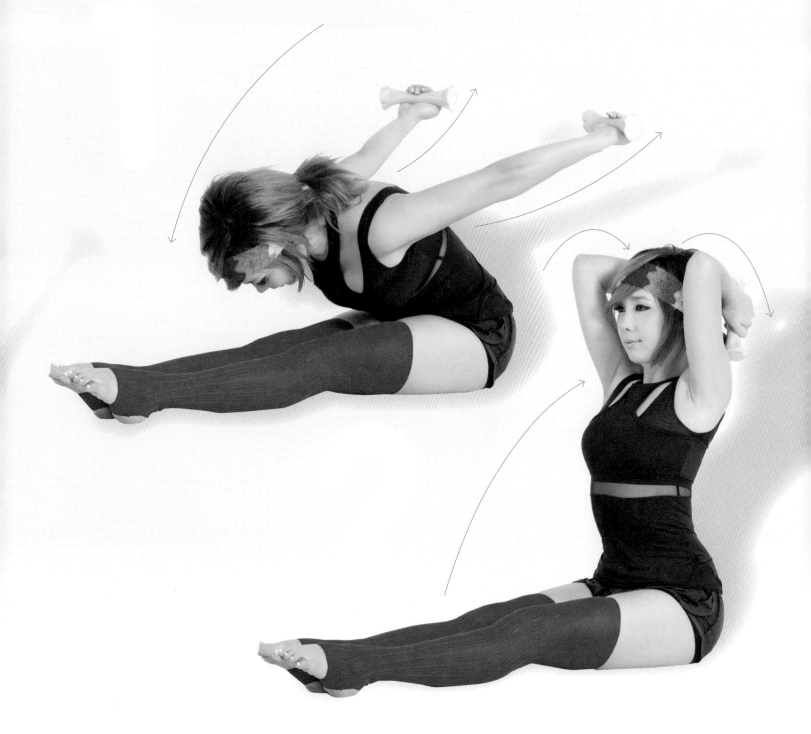

1 **들숨** 다리를 가지런히 모아 뻗고 허벅지에 힘을 준다. 상체를 숙이면서 두 팔을 앞으로 회전해 등 뒤로 최대한 높이 들어올린다. 이때 손바닥이 위를 향한다.

2 **날숨** 상체를 세우면서 팔을 앞으로 회전시켜 머리 위로 들어올렸다가 아래팔만 머리 뒤로 당겨 내린다.
※ ①~②를 연결하여 실시한다.

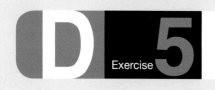 **Exercise 5 다리 뻗고 모아 덤벨 들어올리기**

운동 횟수 | 8~16회 | **2~4set**

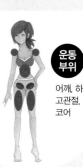 **운동부위**
어깨, 하체,
고관절,
코어

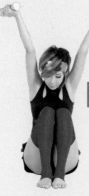

NG
• 동작 내내 등이 굽거나 골반이
  앞으로 기울어지면 NG.
• 들어올린 팔이 벌어지거나 무릎과
  발끝이 벌어져도 NG.

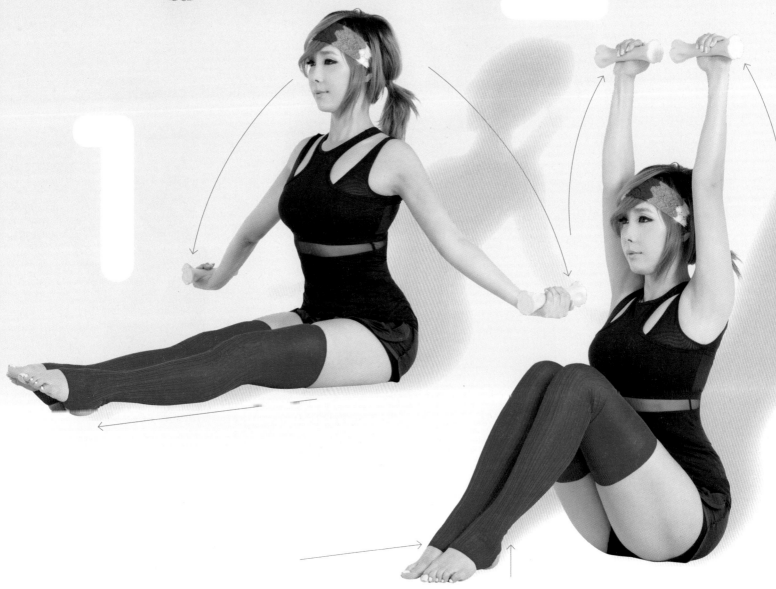

1 들숨 다리를 가지런히 모아 뻗고 허벅지 안쪽에 힘을 준다. 두 팔은 손바닥이 위를 향하도록 자연스럽게 벌린다.

2 날숨 까치발로 무릎을 세우면서 두 팔을 옆으로 회전시켜 손바닥이 정면을 향하도록 머리 위로 들어올린다.
※ 전신에 긴장을 유지하면서 ①~②를 연결하여 천천히 반복.

다리 뻗고 모아 팔 접어 올리기

운동 횟수 | 8~16회 | **2~4set**

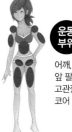

어깨,
앞 팔, 하체,
고관절 ,
코어

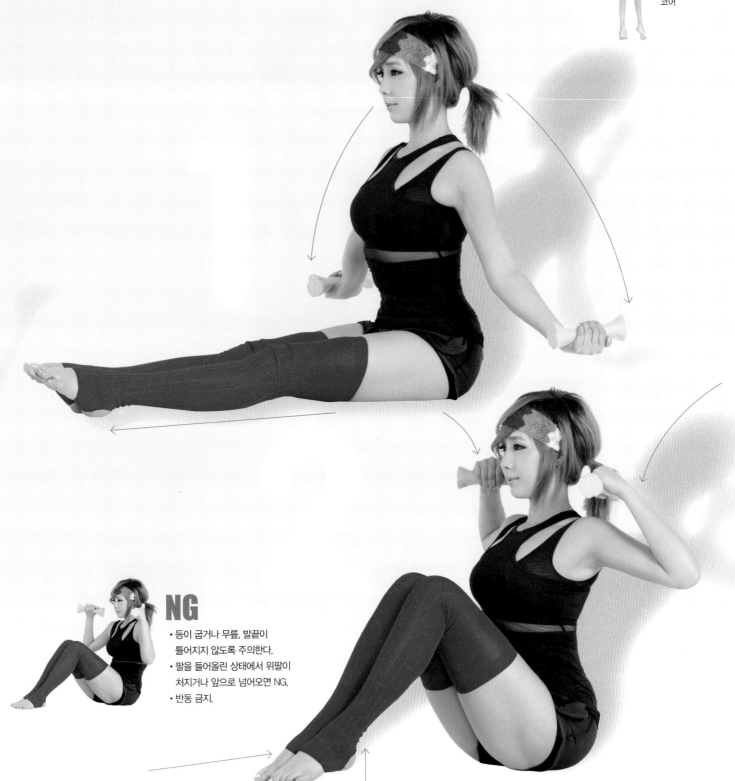

NG
- 등이 굽거나 무릎, 발끝이 틀어지지 않도록 주의한다.
- 팔을 들어올린 상태에서 위팔이 처지거나 앞으로 넘어오면 NG.
- 반동 금지.

1 들숨 D5의 ①과 같은 동작을 취한다.

2 날숨 까치발로 무릎을 세우면서 팔을 어깨와 나란히 들어올렸다가 아래팔만 접어 머리 쪽으로 당긴다. 위팔은 팔꿈치가 어깨와 수평인 지점에서 고정.
※ ①~②를 연결하여 천천히 반복한다.

다리 뻗고 모으며 교차 틀어 올리기

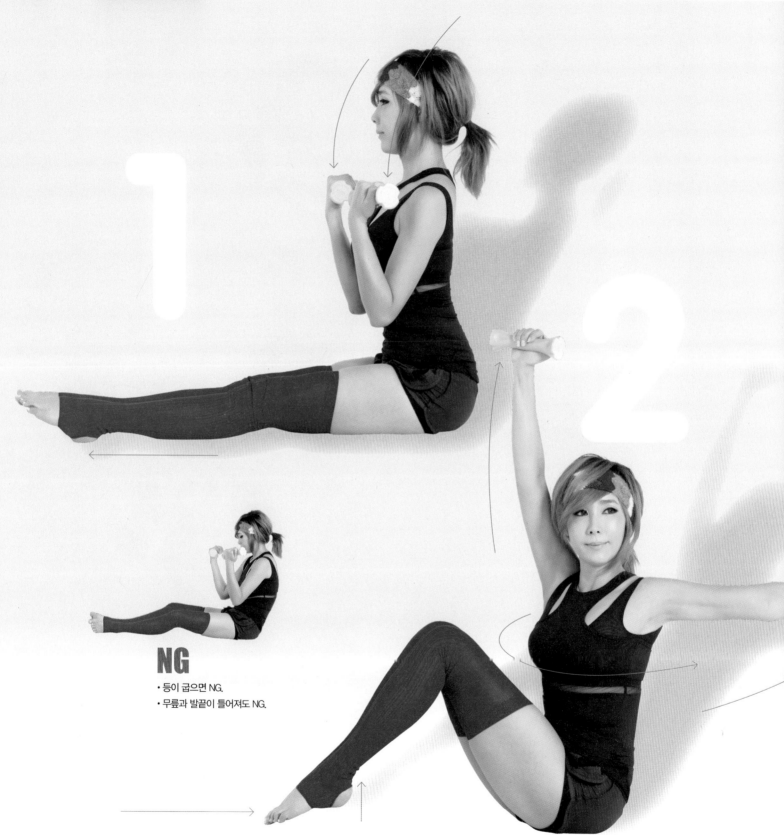

NG
- 등이 굽으면 NG.
- 무릎과 발끝이 틀어져도 NG.

1 들숨 다리를 가지런히 모아 뻗고 허벅지에 힘을 준다. 위팔을 몸통 측면에 붙인 상태에서 손등이 바깥을 향하고 아래팔이 11자를 이루도록 덤벨을 들어올린다.

2 날숨 까치발로 무릎을 세우면서 한쪽 팔은 머리 위로, 반대쪽 팔은 옆으로 뻗는다. 이때 위로 뻗은 팔은 손바닥이 정면, 옆으로 뻗은 팔은 엄지손가락이 45도 아래 방향.

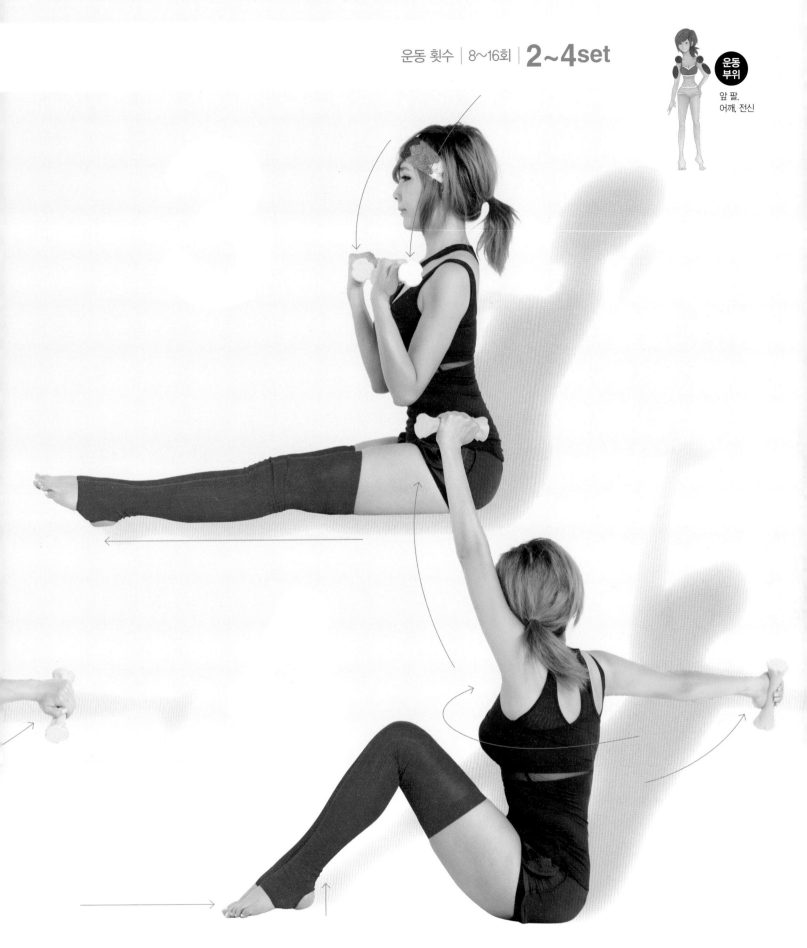

운동
부위

앞 팔,
어깨, 전신

3 들숨 ①의 동작으로 돌아온다.

4 날숨 ②의 동작을 반대 방향으로.
※ ①~④를 연결하여 좌우로 번갈아가며 실시한다.

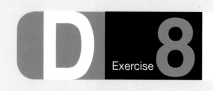 Exercise **8** 팔 뒤로 뻗어 상체 올리기

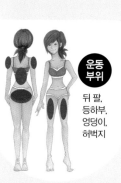

운동 횟수 | 8~16회 | **2~4set**

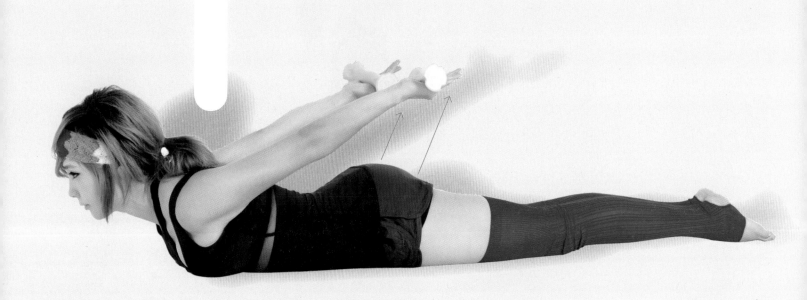

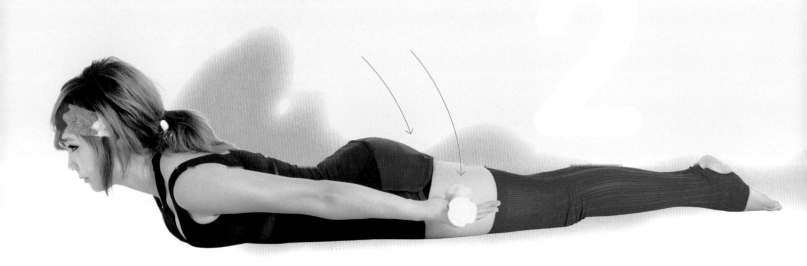

1 날숨 다리를 가지런히 모아 곧게 엎드린 상태에서 시선은 정면을 본다. 손바닥 위에 덤벨을 올려놓듯이 가볍게 쥐고 상체를 들고 두 팔을 최대한 높이 들어올린다. 운동 능력에 따라 다리를 가볍게 벌려도 좋다.

2 들숨 상체와 두 팔을 천천히 내리며 근육을 이완시킨다. 이때 손이 바닥에 닿지 않는 정도까지만 내린다.
※ ①~②를 연결하여 천천히 반복한다.

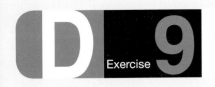

팔 뒤로 뻗어 상,하체 올리기

운동 횟수 | 8~16회 | **2~4set**

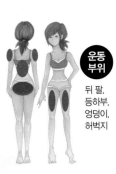

운동 부위

뒤 팔,
등하부,
엉덩이,
허벅지

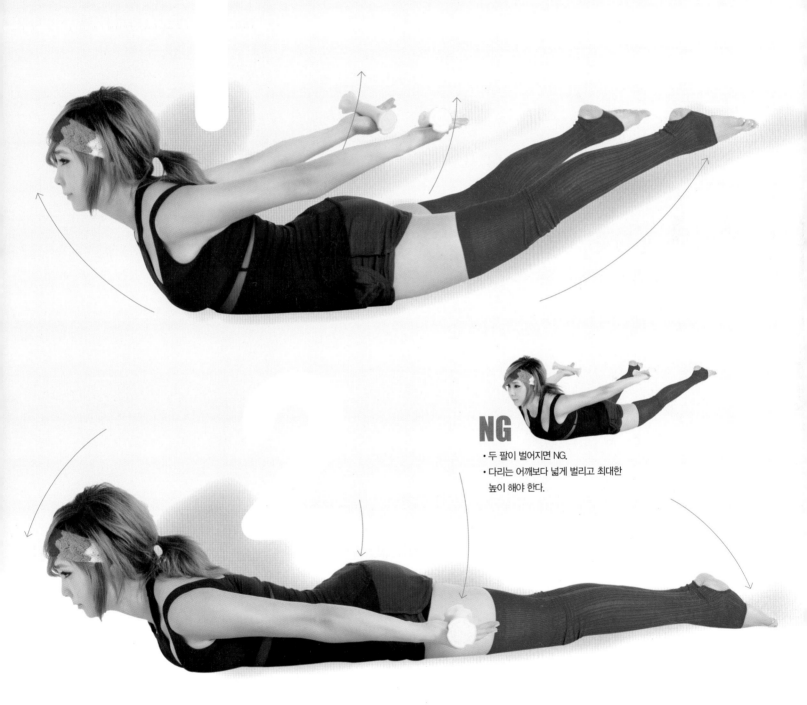

NG

• 두 팔이 벌어지면 NG.

• 다리는 어깨보다 넓게 벌리고 최대한
  높이 해야 한다.

1 날숨 두 팔을 뒤로 뻗은 상태에서 손바닥 위에 덤벨을 가볍게 올리고 두 다리와 상체를 동시에 천천히 들어올린다. 이때 다리는 어깨넓이로 벌린다.

2 들숨 상체와 다리, 두 팔을 천천히 내려놓는다. 손은 바닥에 닿지 않는 지점까지.

※ ①~②를 연결하여 천천히 반복한다.

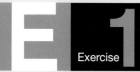

NG

- 무릎과 발끝이 틀어지지 않도록 주의한다.
- 등이 굽거나 체중이 앞으로 쏠리면 안된다.
- 팔꿈치를 완전히 펴면 부상 위험.

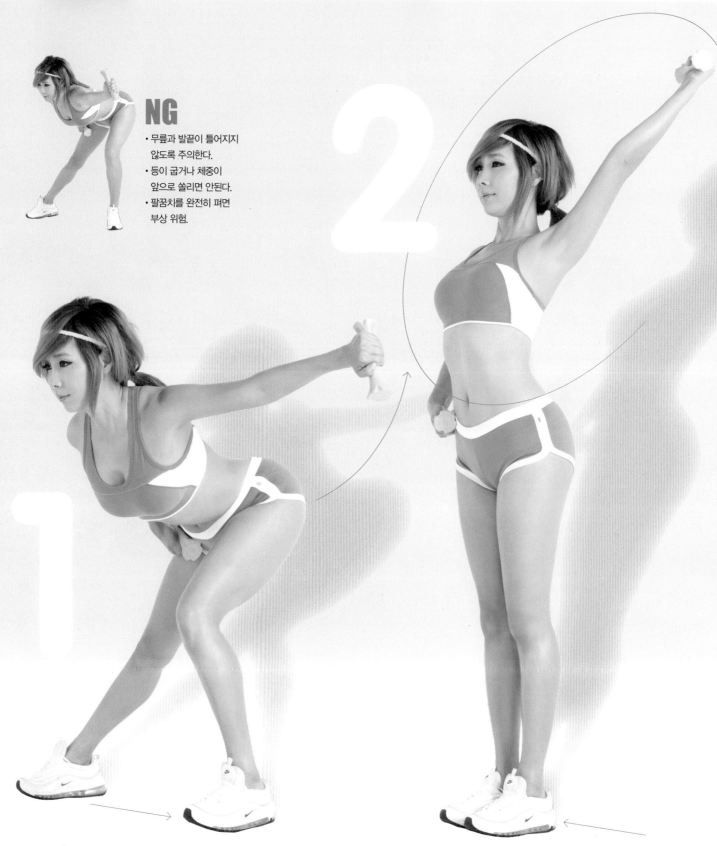

1 **들숨** 다리를 넓게 벌리고 선 상태에서 한쪽 다리를 구부리고 상체를 바닥과 수평으로 숙이면서 체중을 구부린 다리 뒤꿈치 쪽으로 옮긴 자세에서 같은 방향의 팔을 어깨 높이까지 들어올린다. 무릎과 발끝은 정면을 향하고, 엉덩이는 뒤로 빼서 살짝 들고, 옆으로 들어올리는 팔은 자연스럽게 펼 것.

2 **날숨** 허벅지 안쪽을 조이면서 구부렸던 다리를 당겨 몸을 똑바로 세우고, 옆으로 뻗었던 팔을 몸통 앞으로 크게 회전시켜 머리 위로 넘긴다.

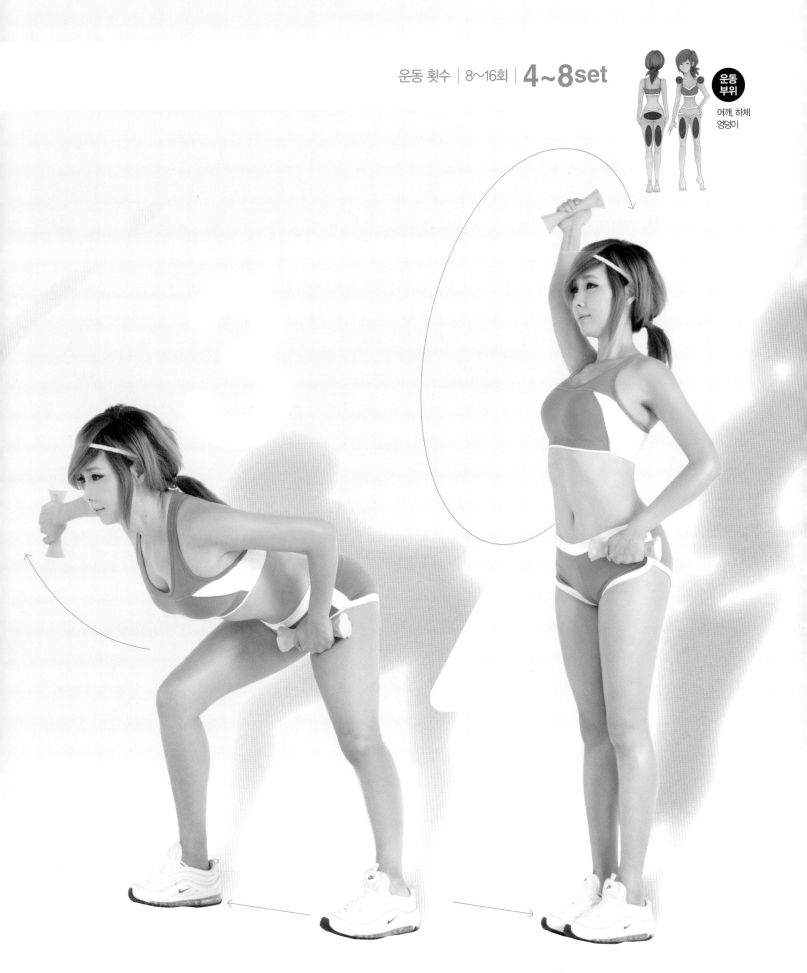

3 들숨 ①의 동작을 반대 방향으로.

4 날숨 ②의 동작을 반대 방향으로.
※ ①~②를 연결하여 정한 횟수만큼 반복한 뒤 ③~④를 연결
하여 같은 횟수만큼 실시.

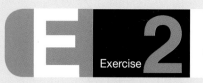

사이드 & 프론트 & 사이드 & 서클

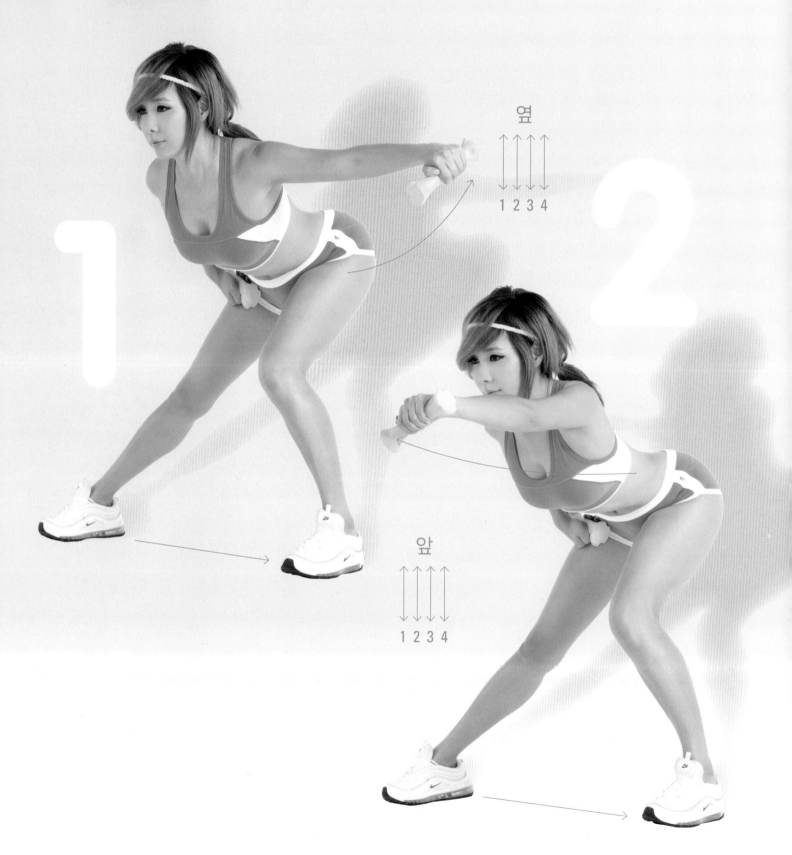

옆

1 2 3 4

앞

1 2 3 4

1 올릴 때 날숨 내릴 때 들숨 터의 ①에서 어깨높이로 들어올린 팔을 짧게 들어올리고 내리기를 4회 반복한다. 이때 빠르게 들어올리고 천천히 내린다.

2 올릴 때 날숨 내릴 때 들숨 같은 자세를 유지하면서 팔을 앞으로 옮겨 턱 높이까지 들어올린 다음 짧게 들어올리고 내리기를 4회 반복한다. 역시 올릴 때는 빠르게 내릴 때는 천천히.

운동
부위

어깨, 하체

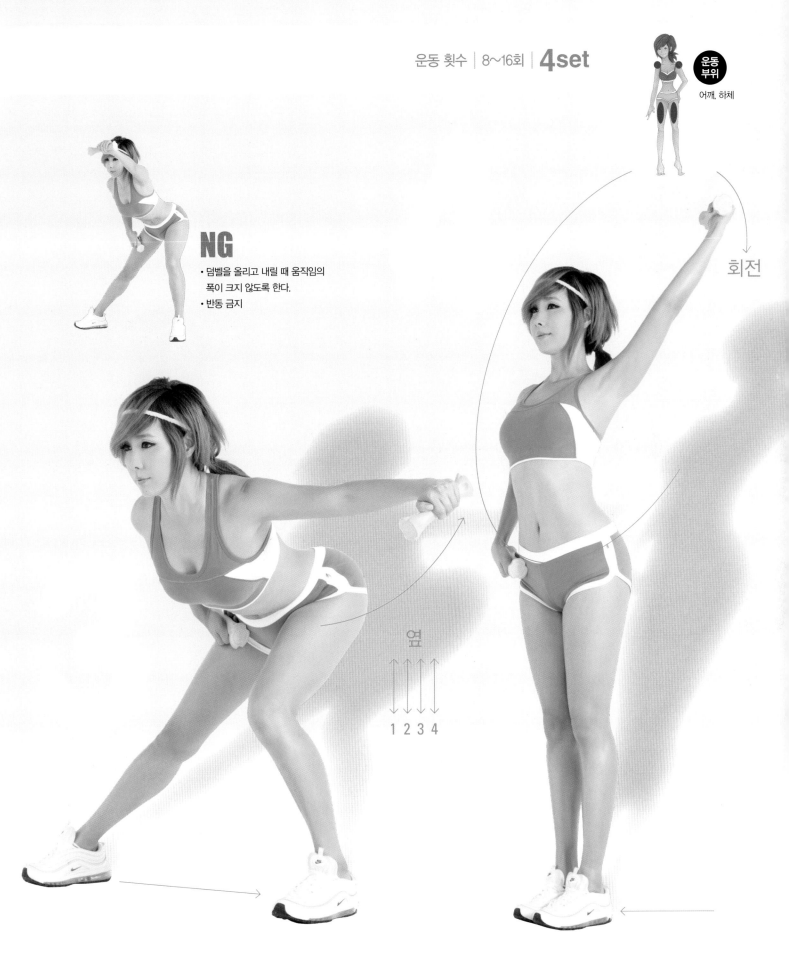

NG

• 덤벨을 올리고 내릴 때 움직임의
  폭이 크지 않도록 한다.
• 반동 금지

회전

옆

↑↑↑↑
1 2 3 4

3 올릴 때 날숨 내릴 때 들숨 ①의 동작을 반복.

4 들숨 허벅지 안쪽을 조이면서 구부렸던 다리를 당겨 몸을 똑바로
세우고, 옆으로 뻗었던 팔을 몸통 앞으로 크게 회전시켜 머리 위
로 넘긴다. ※ ①~④를 연결하여 덤벨을 '옆-)앞-)옆-)회전'의
순서로 정한 횟수만큼 반복한 뒤, 자세를 바꿔 반대 방향으로 같
은 횟수만큼 실시.

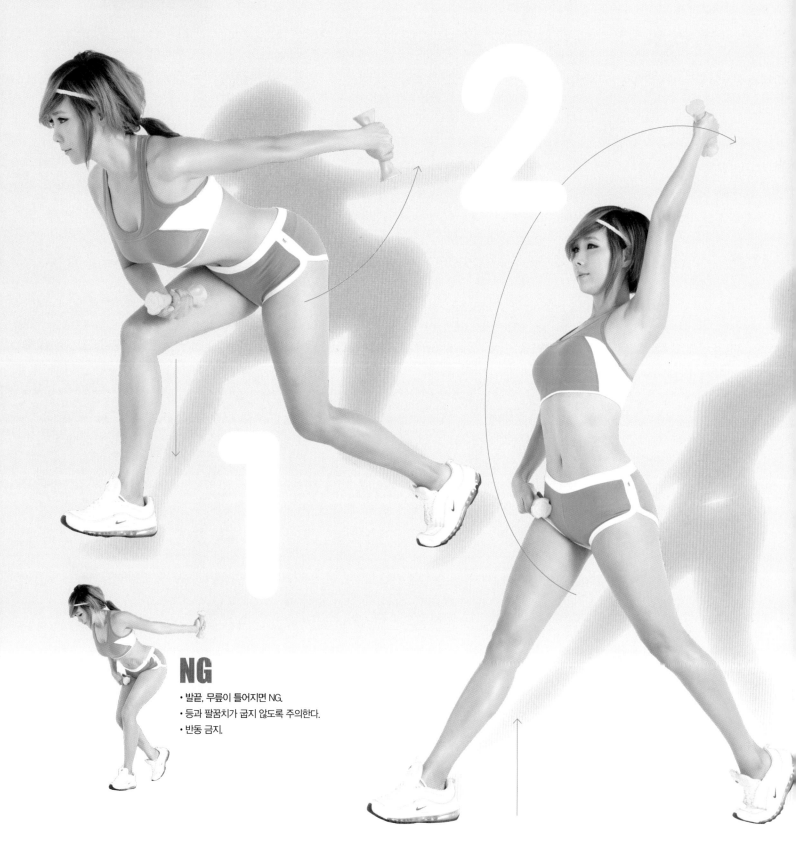

NG
- 발끝, 무릎이 틀어지면 NG.
- 등과 팔꿈치가 굽지 않도록 주의한다.
- 반동 금지.

1 날숨 앞뒤로 서서 다리를 구부리고 상체를 자연스럽게 숙인 상태에서 한쪽 손으로 허벅지를 짚어 상체를 지탱하면서 반대쪽 팔을 등 뒤로 최대한 높이 들어올린다. 다리는 모두 90도로 구부리고, 앞다리 정강이는 수직, 시선은 정면.

2 들숨 몸을 일으켜 세우면서 등 뒤로 들어올렸던 팔을 앞으로 크게 회전시켜 머리 뒤로 넘긴다. 이때 팔을 머리 뒤쪽으로 좀 더 넘겨야 상체 전면 근육을 충분히 늘려줄 수 있다.

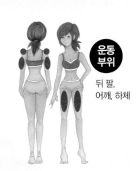

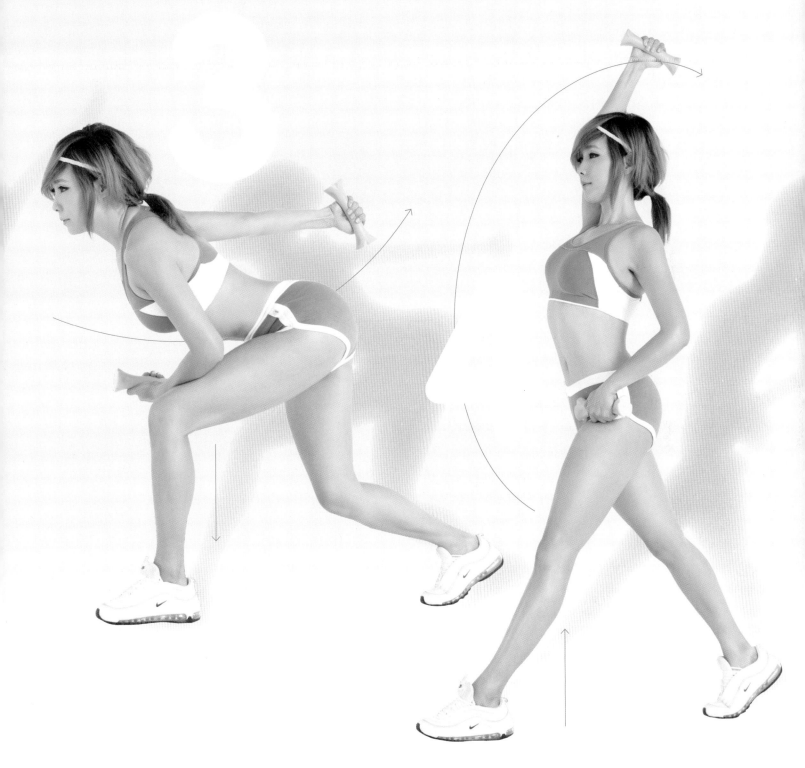

3 날숨 ①의 동작을 반대 방향으로.

4 들숨 ②의 동작을 반대 방향으로.
※ ①~②를 연결하여 정한 횟수만큼 반복한 뒤, ③~④를 연결
하여 같은 횟수만큼 실시.

터 Exercise 4 바운스 킥 백 & 서클

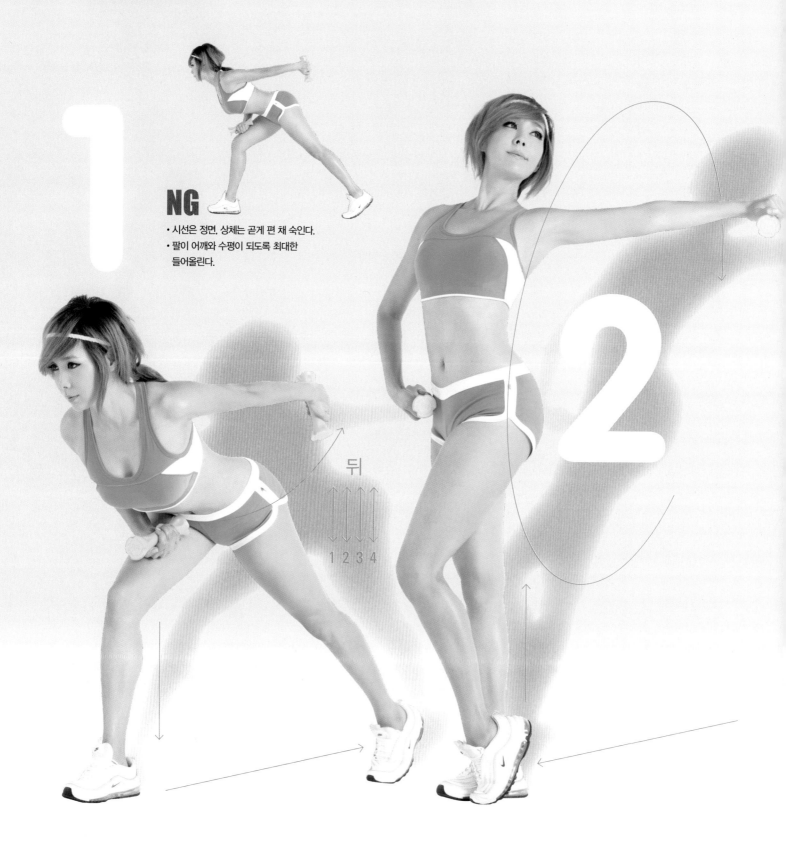

1

NG

- 시선은 정면, 상체는 곧게 편 채 숙인다.
- 팔이 어깨와 수평이 되도록 최대한 들어올린다.

2

뒤
↑↑↑↑
1 2 3 4

1 올릴 때 [날숨] 내릴 때 [들숨] 다리를 앞뒤로 넓게 벌린 상태에서 앞 다리를 구부리고 뒷다리는 까치발로 곧게 편다. 구부린 다리와 같 은 쪽 손으로 허벅지를 짚어 상체를 지탱하면서 반대쪽 팔을 등 뒤로 최대한 들어올린 다음 짧게 4회 올리고 내리기를 반복한다. 시선, 발끝, 무릎은 정면 방향. 올릴 때 빠르게, 내릴 때는 천천히.

2 [들숨] 뒷다리를 까치발로 당겨 몸을 세우고 팔을 앞으로 크게 회 전하면서 머리 뒤로 넘긴다. 이때 몸통과 시선도 함께 따라간다.

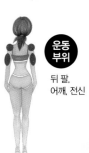

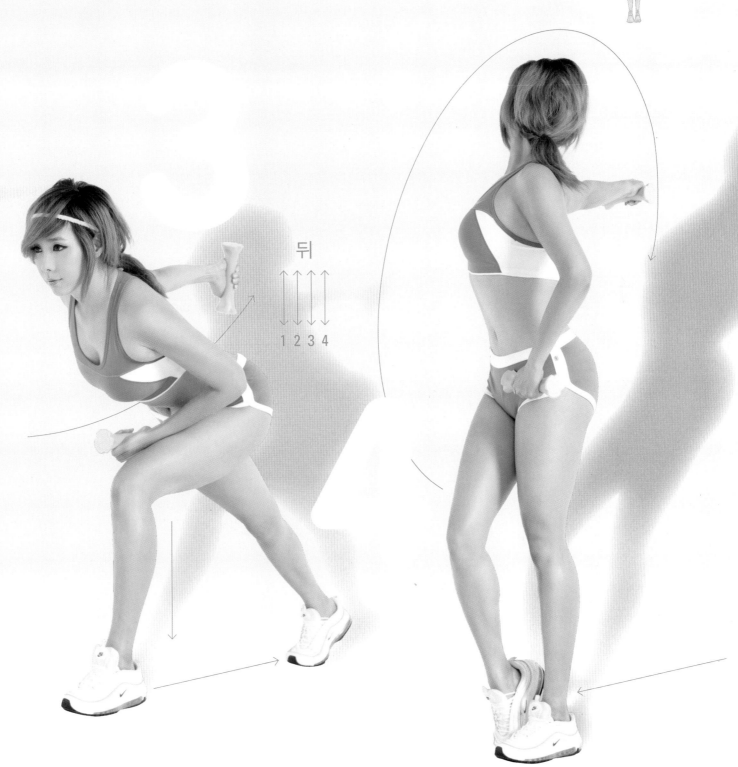

뒤

↑↑↑↑↓↓↓↓

1 2 3 4

3 올릴 때 **날숨** 내릴 때 **들숨** ①의 동작을 반대 방향으로.

4 **들숨** ②의 동작을 반대 방향으로.
※ ①~②를 연결하여 정한 횟수만큼 반복한 뒤, 자세를 바꾸어
③~④를 연결하여 같은 횟수만큼 실시.

타 Exercise 5 크로스 벤트 오버

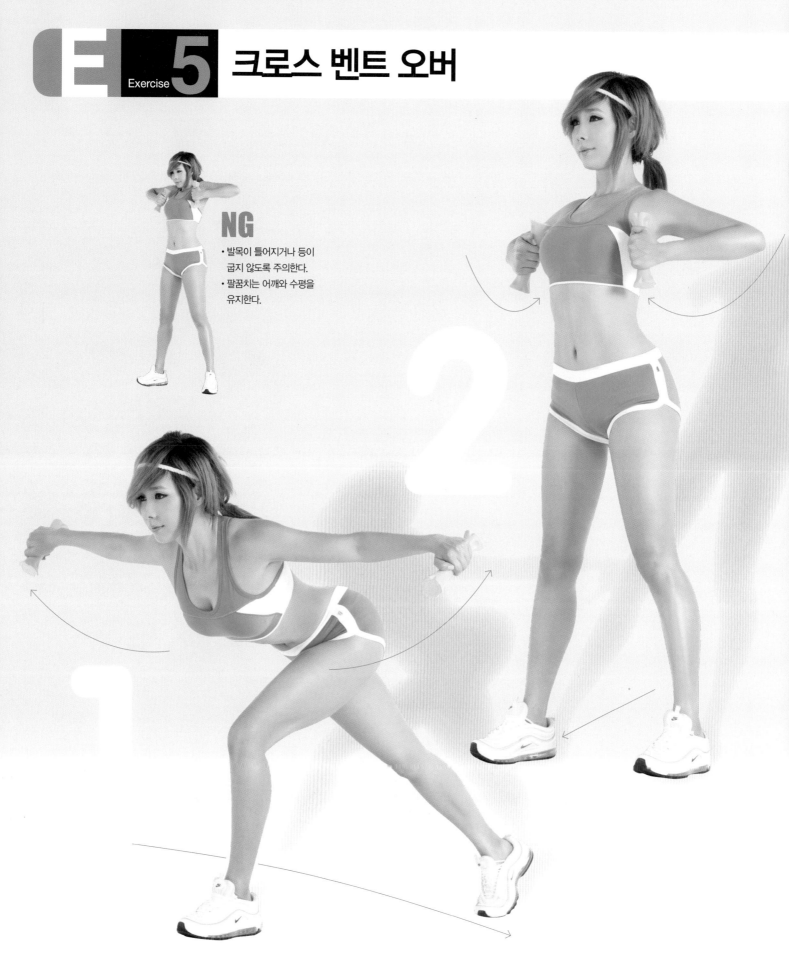

NG
- 발목이 틀어지거나 등이 굽지 않도록 주의한다.
- 팔꿈치는 어깨와 수평을 유지한다.

1 들숨 한쪽 다리를 대각선 뒤로 곧게 뻗고 앞다리를 구부리며 상체를 숙인다. 엄지손가락이 45도 아래를 향하도록 두 팔을 어깨 높이로 들어올린다.

2 날숨 뒷다리를 당겨 다리를 벌리고 일어서면서 위팔은 고정한 채 아래팔만 가슴 옆까지 들어올린다.

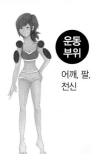

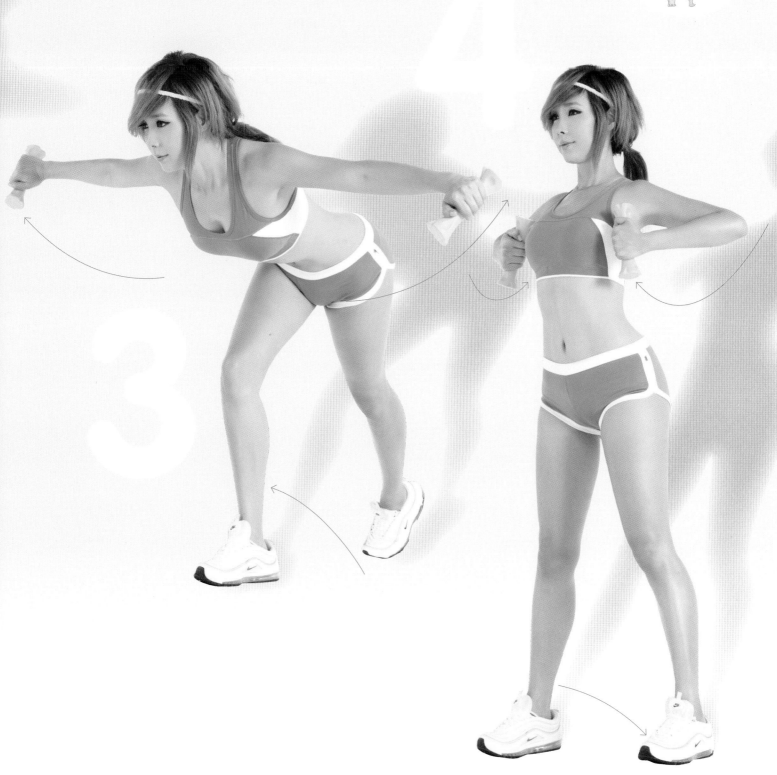

3 들숨 ①의 동작을 반대 방향으로.

4 날숨 ②의 동작과 동일.
※ ①~④를 연결하여 좌우로 번갈아 실시.

업 플라이 & 킥 백

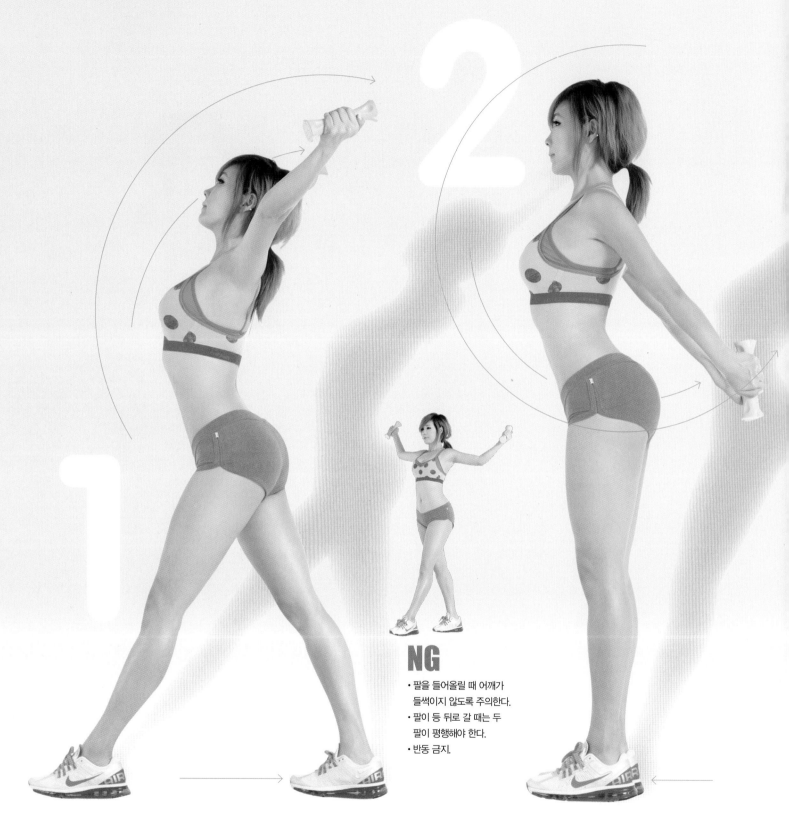

NG

- 팔을 들어올릴 때 어깨가 들썩이지 않도록 주의한다.
- 팔이 등 뒤로 갈 때는 두 팔이 평행해야 한다.
- 반동 금지.

1 들숨 한쪽 다리를 뒤로 내딛으며 가슴을 내밀고 두 팔을 V 모양으로 벌려 머리 뒤로 넘긴다. 이때 덤벨을 쥔 손바닥이 위를 향한다.

2 날숨 내딛었던 다리를 원위치하며 두 팔을 앞으로 회전하여 등 뒤로 들어올린다. 이때 팔이 벌어지지 않도록 한다.

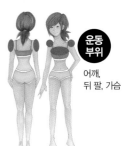

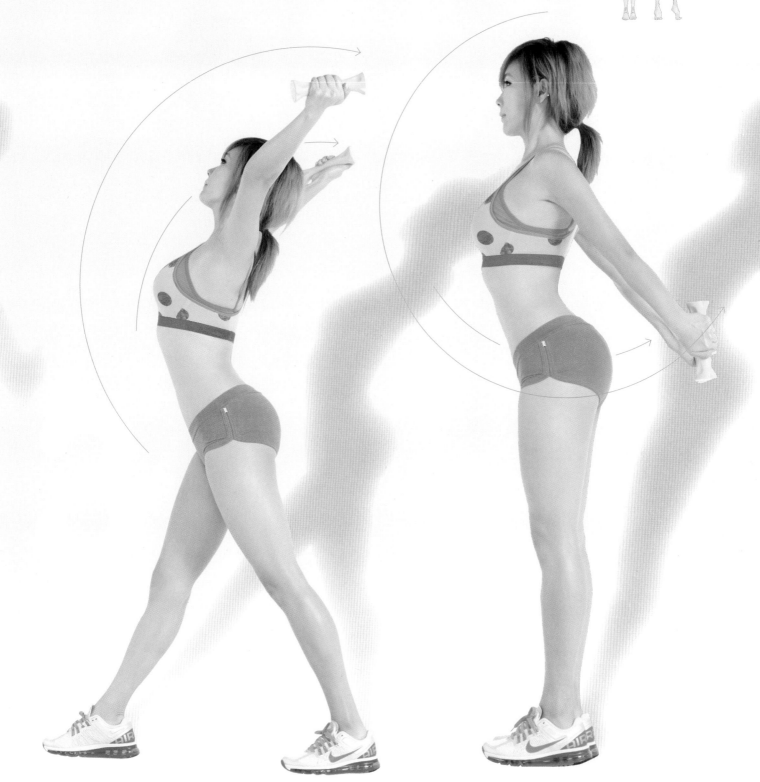

3 들숨 ①의 동작을 반대쪽 다리를 내딛으며 실시.

4 날숨 ②와 동일한 동작. ※ ①~④를 연결하여 다리를 바꿔가며 실시.

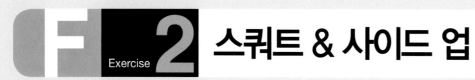

Exercise 2 스쿼트 & 사이드 업

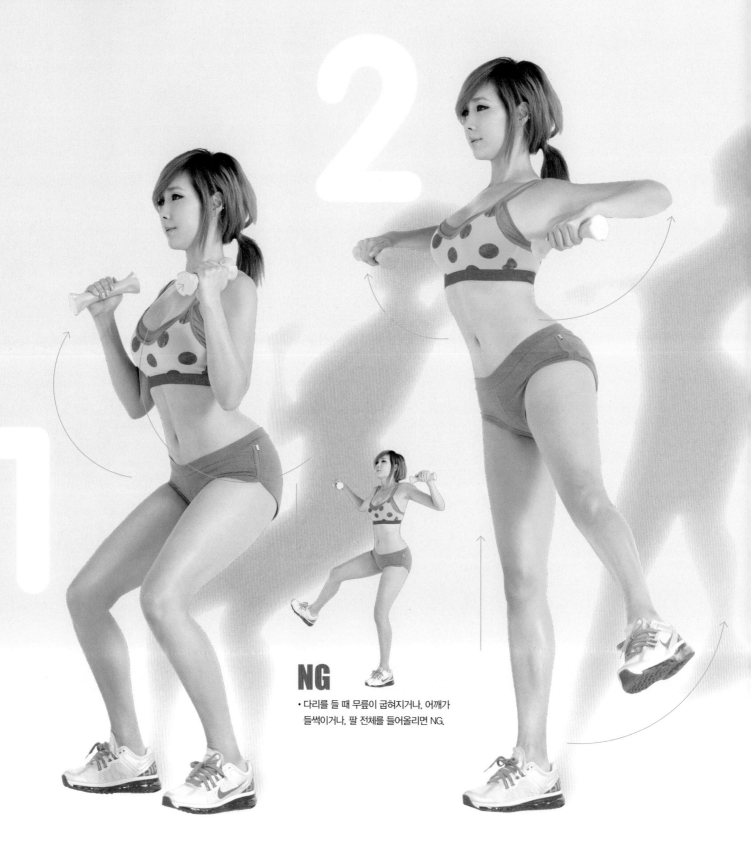

NG
• 다리를 들 때 무릎이 굽혀지거나, 어깨가 들썩이거나, 팔 전체를 들어올리면 NG.

1 **들숨** 다리를 벌리고 서서 무릎을 구부리며 상체를 낮춘다. 두 팔은 옆구리에 밀착한 상태에서 아래팔을 나란히 들어올려 직각으로 구부린다. 발뒤꿈치에 체중을 싣고, 시선, 무릎, 발끝은 정면을 향하고, 엉덩이는 뒤로 빼서 살짝 들어올린다.

2 **날숨** 한쪽 다리로 중심을 잡고 몸을 세우면서 반대쪽 다리를 옆으로 곧게 들고 팔꿈치를 어깨높이까지 들어올린다.

운동 횟수 | 8~16회 | **2~4set**

운동 부위

어깨 측면,
엉덩이,
허벅지

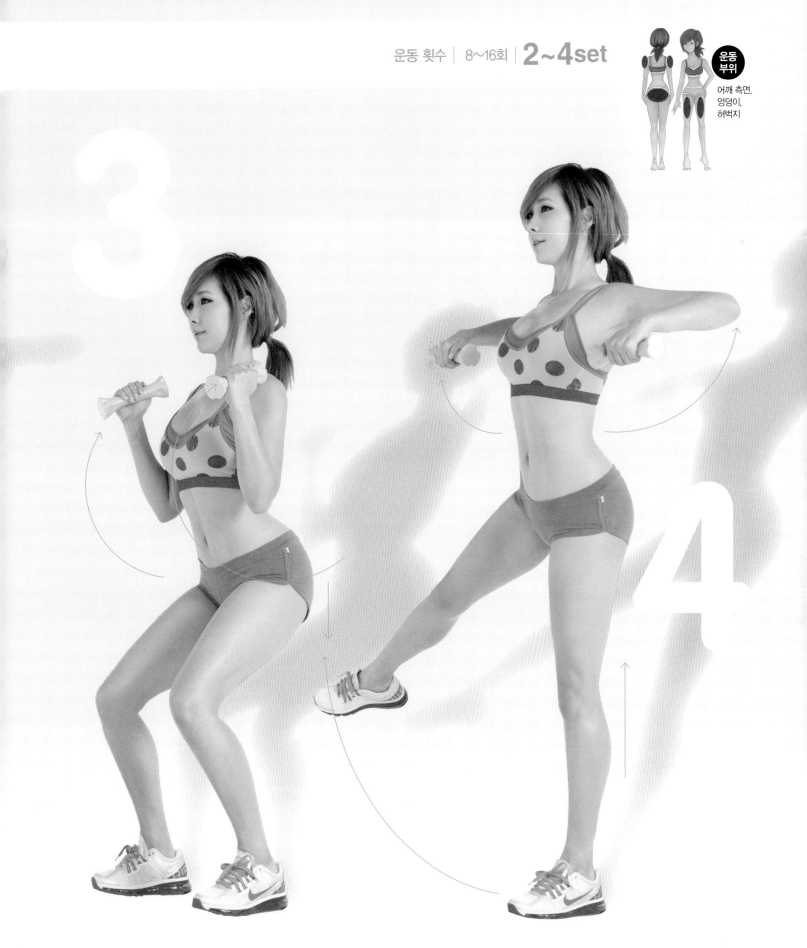

3 들숨 ①의 동작으로 돌아간다.

4 날숨 반대쪽 다리를 들며 ②의 동작을 취한다.
※ ①~④를 연결하여 실시한다.

59

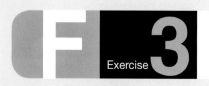

Exercise 3 상체 숙여 덤벨 앞 뒤로 뻗기

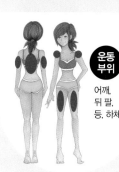

운동부위
어깨,
뒤 팔,
등, 하체

운동 횟수 | 8~16회 | **2~4set**

OK

- 등 뒤로 팔을 들어올렸을 때 어깨와 팔을 수평으로 유지.
- 시선은 앞을 보고 엉덩이는 뒤로 뺀다.

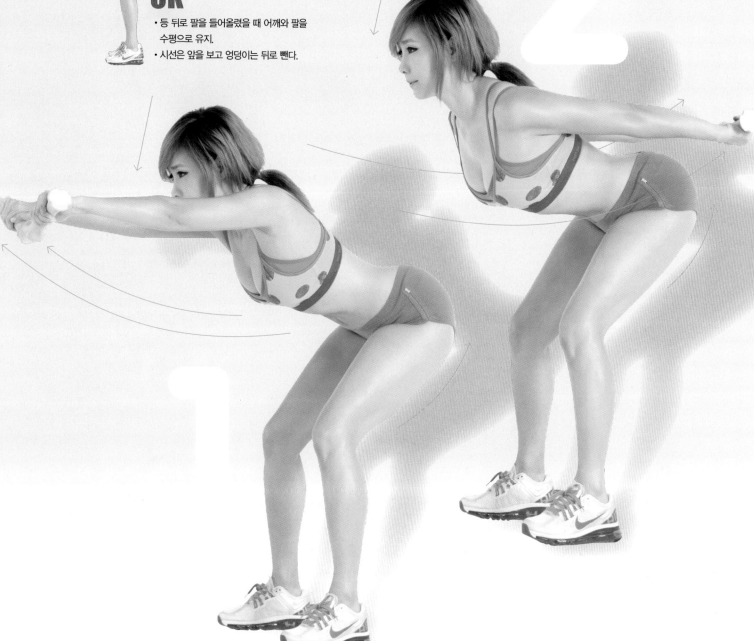

1 **들숨** 다리를 벌리고 서서 다리를 구부리고 상체를 바닥과 수평으로 숙인 자세에서 엉덩이는 뒤로 빼고 팔은 앞으로 뻗는다. 시선, 발끝, 무릎은 정면, 엄지손가락은 45도 아래 방향. 체중은 발뒤꿈치에 싣고, 정강이는 수직.

2 **날숨** 자세를 그대로 유지한 채로 팔을 아래로 회전시켜 등 뒤로 최대한 높이 들어올린다. 최대 높이 지점에서 손바닥이 위를 향한다. ※ ①~②를 연결하여 정한 횟수만큼 반복.

F Exercise 4 덤벨 앞으로 뻗고 옆 올리기

운동 횟수 | 8~16회 | **2~4set**

운동 부위: 어깨, 등, 하체

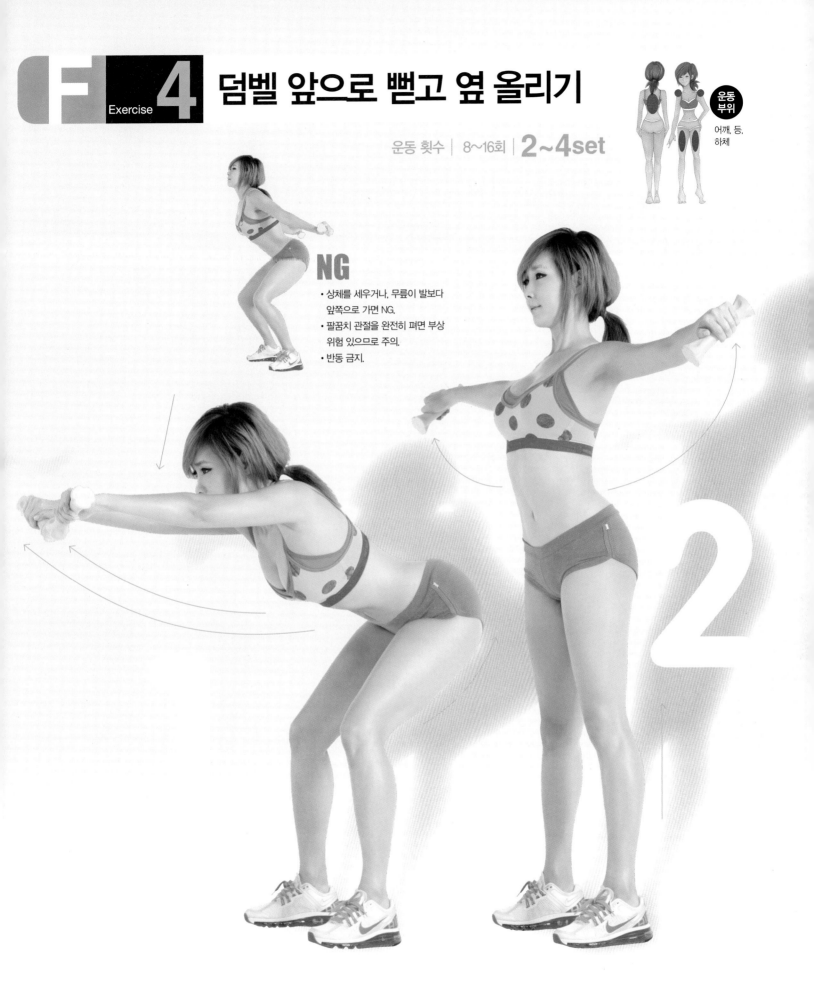

NG
- 상체를 세우거나, 무릎이 발보다 앞쪽으로 가면 NG.
- 팔꿈치 관절을 완전히 펴면 부상 위험 있으므로 주의.
- 반동 금지.

1 들숨 F3의 ①과 동일한 동작.

2 날숨 몸을 일으켜 세우면서 두 팔을 자연스럽게 편 채로 아래로 회전하여 어깨와 일직선이 되게 들어올린다. 엄지손가락은 45도 아래 방향. ※ ①~②를 연결하여 정한 횟수만큼 반복.

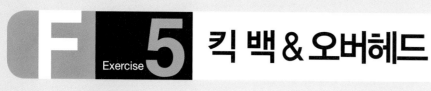

F Exercise 5 킥 백 & 오버헤드

운동 횟수 | 8~16회 | **2~4set**

뒤 팔,
등 하부,
엉덩이,
허벅지

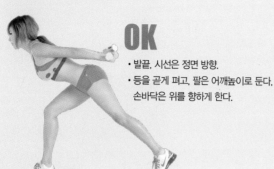

OK
• 발끝, 시선은 정면 방향.
• 등을 곧게 펴고, 팔은 어깨높이로 둔다.
  손바닥은 위를 향하게 한다.

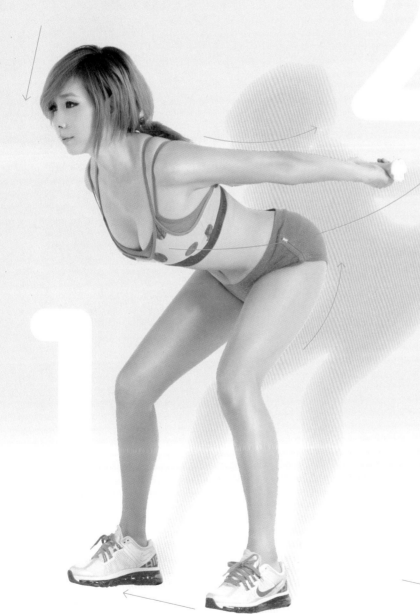

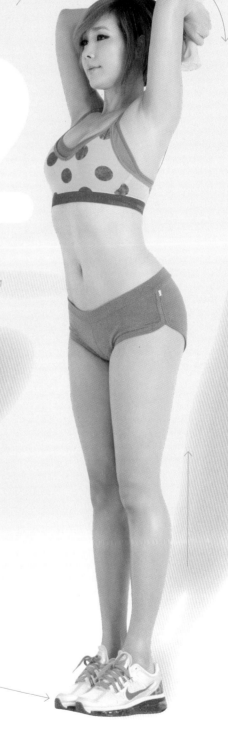

1 들숨 F3의 ②와 동일한 동작.

2 날숨 한쪽 다리를 당겨 발을 모으고 일어서면서 팔을 앞으로 회전하여 머리 위로 넘긴다. 이때 두 손을 모으고, 아래팔을 완전히 꺾어 위팔 뒤 근육을 늘려준다. ※ ①~②를 연결하여 좌우로 번갈아 이동해 가며 정한 횟수만큼 반복.

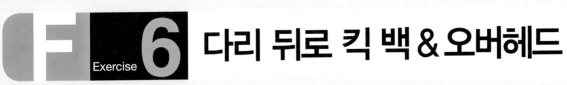

Exercise 6 다리 뒤로 킥 백 & 오버헤드

운동 횟수 | 8~16회 | **2~4set**

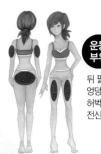

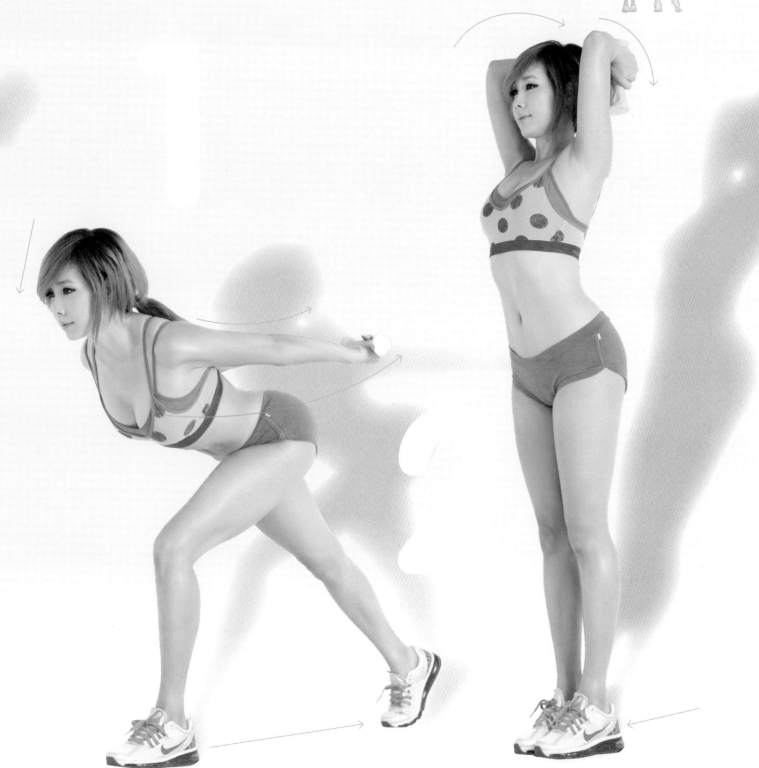

1 들숨 한쪽 다리를 구부리고 반대쪽 다리는 까치발로 뒤로 곧게 뻗으며 상체를 숙인다. 두 팔은 평행하게 등 뒤로 어깨높이까지 들어올린다. 시선, 무릎, 발끝은 정면을 향하고, 골반과 엉덩이는 뒤로 빼서 살짝 들어올린다.

2 날숨 뒷다리를 당겨 일어서면서 F5의 ②와 같은 동작을 취한다.
※ ①~②를 연결하여 다리를 교대로 바꿔가며 정한 횟수만큼 실시.

팔 라인 운동 10

앞에 소개한 35개 뷰티 트레이닝 동작 가운데 팔 라인을 만드는 데 특히
효과과 좋은 운동 동작들만 따로 뽑아 놓았다.

운동 요령 | 제시된 10개 동작을 정해진 운동량으로 21일간 매일 실시.

운동량 | 모든 동작을 능력에 따라 세트당 8~16회, 4세트 실시.
세트 사이에 45초간 휴식.

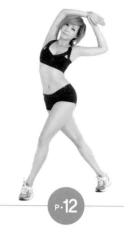

P·12

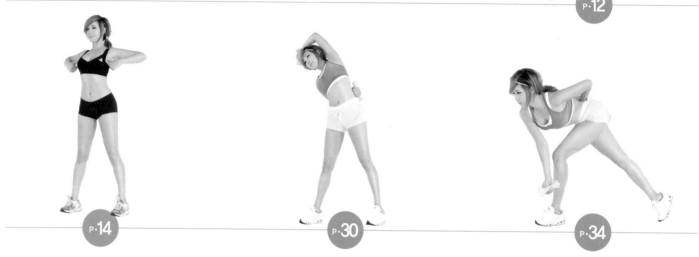

P·14   P·30   P·34

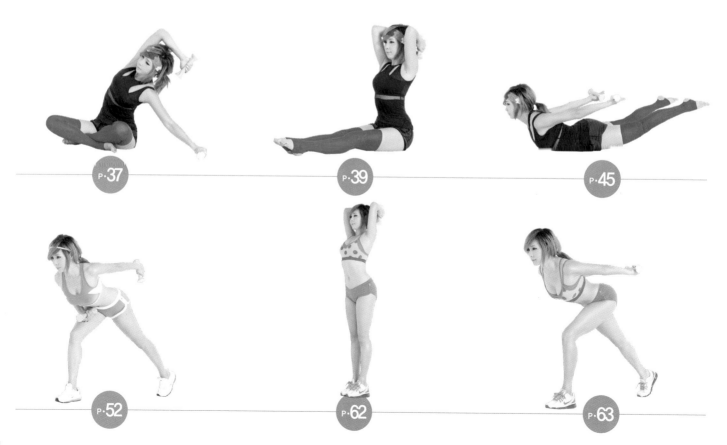

P·37   P·39   P·45

P·52   P·62   P·63

어깨 라인 운동 10

뷰티 트레이닝 35개 동작 가운데 어깨 라인을 예쁘게 만드는데 특히
효과가 좋은 운동 동작들만 선별했다.

운동 요령 | 제시된 10개 동작을 정해진 운동량으로 21일간 매일 실시.

운동량 | 모두 동작을 능력에 따라 세트당 8~16회, 4세트 실시.

세트 사이에 30초간 휴식.

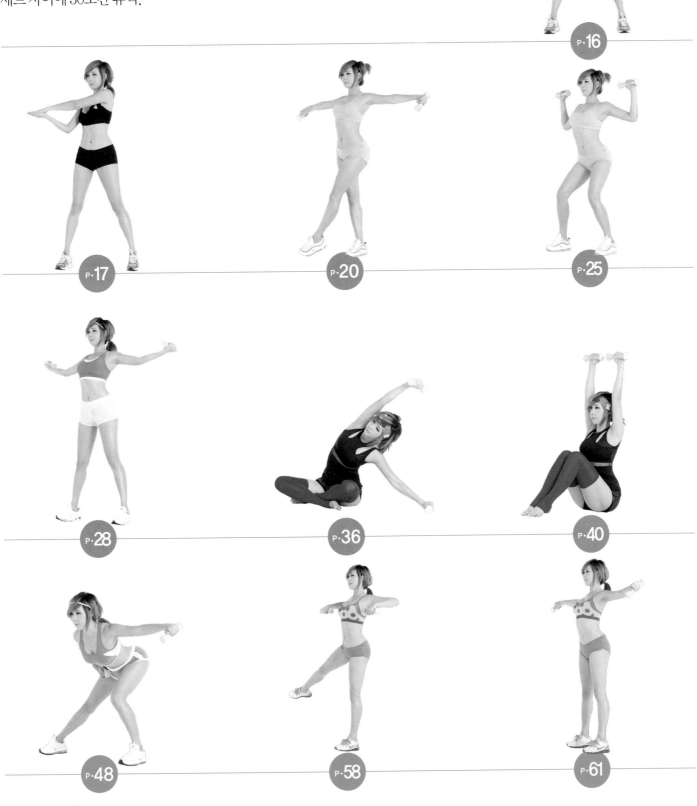

P·16

P·17

P·20

P·25

P·28

P·36

P·40

P·48

P·58

P·61

정다연식 다이어트 디톡스 음료

신선한 과일과 채소는 몸 안의 독소를 배출시키고 신진대사를 원활하게 해줘 다이어트는 물론 피부미용에도 도움이 된다. 운동하기 전이나 후, 식사 사이사이에 과일음료나 채소주스 등을 간식으로 먹어 몸을 씻어내고 활력을 불어넣자.

01 장 속 노폐물을 없애줘 대장암 예방에도 효과 있는 | **무연근주스**
재료 무 10cm 1토막, 연근 50g, 꿀 조금
만들기 무는 껍질째 깨끗이 씻어 적당한 크기로 썰고 연근은 껍질을 벗겨 물에 씻은 뒤 적당한 크기로 자른다. 무와 연근을 믹서에 넣고 간다. 입맛에 따라서 꿀을 조금 넣어 마셔도 된다.

02 독소 배출은 물론 활력을 주는 | **레몬주스**
재료 레몬 1개, 꿀 1큰술, 물 2/3컵
만들기 레몬은 껍질을 벗기고 씨를 뺀 다음 쪽을 떼어 놓는다. 껍질 벗긴 레몬을 물 2/3컵과 함께 믹서기에 넣어 곱게 간다. 꿀 1큰술을 넣어 잘 섞이도록 고루 휘저은 뒤 마신다.

03 피부를 매끄럽고 윤기 있게 가꿔주는 | **케일주스**
재료 케일 200g, 레몬즙 2작은술, 사과 1/4개
만들기 케일은 너무 뻣뻣하지 않고 싱싱한 것으로 준비하여 흐르는 물에 깨끗이 씻어 물기를 제거한다. 이렇게 손질한 케일과 사과를 믹서에 넣고 곱게 간 다음 레몬즙을 넣어 섞는다.

04 혈압을 내려 중년 이후의 건강을 지켜주는 | **브로콜리토마토주스**
재료 브로콜리 50g, 토마토 1개, 우유 2/3컵, 호두 1큰술
만들기 브로콜리는 송이를 적당히 나눈 후 끓는 물에 살짝 데친다. 토마토는 씻어 적당한 크기로 자른다. 데친 브로콜리와 토마토를 믹서에 넣어 간 다음 우유를 넣어 한 번 더 간다. 이 때 호두를 넣어 함께 갈면 맛이 고소하고 비타민의 A흡수가 더 높아진다.

05 장 속 부패물질을 말끔히! | **양배추즙**
재료 양배추 100g, 우유 1/2컵, 꿀 1큰술
만들기 양배추는 줄기 사이사이를 깨끗이 씻은 다음 잘게 썰어서 믹서에 넣어 갈다가 우유를 넣고 조금 더 간다. 입맛에 따라서 꿀을 넣어 마신다.

06 나트륨을 배출시켜 부종 탈출에 좋은 | **오이당근비트주스**
재료 오이 1½개, 당근 1개, 비트 1/3개, 레몬즙 조금, 꿀 조금
만들기 당근과 비트는 껍질을 벗기고 오이는 소금으로 문질러 깨끗이 씻은 다음 적당한 크기로 잘라 믹서에 넣어 곱게 간다. 입맛에 따라서 레몬즙이나 꿀을 조금 넣어 마신다.

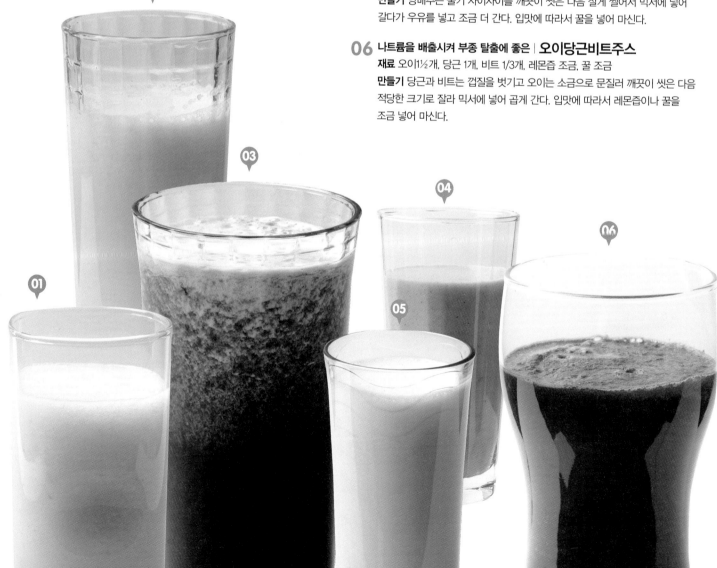

07 식이섬유 풍부한 다이어트의 여왕 | 단호박스무디

재료 단호박 1/4개, 두부 1/2모, 우유 1잔, 꿀 1작은술

만들기 단호박은 큼직하게 썬 뒤 전자레인지에 넣어 3분간 익힌다. 믹서에 두부와 우유를 넣고 곱게 간 다음 익힌 단호박과 꿀을 넣고 다시 한 번 곱게 간다. 완성된 스무디에 얼음을 넣거나 냉장고에 넣어 차게 준비했다가 마신다.

08 면역력을 강화시켜 주는 | 브로콜리양배추주스

재료 브로콜리 70g, 양배추 50g, 우유 1/2컵

만들기 브로콜리는 끓는 물에 살짝 데치고 양배추는 씻은 후 적당한 크기로 자른다. 브로콜리와 양배추를 믹서에 넣어 우유를 부은 뒤 곱게 간다. 양배추 특유의 냄새가 싫으면 꿀을 조금 넣어 마신다.

09 변비를 예방하고 장을 청소해주는 | 핫 스무디

재료 양배추 3장, 사과 1/2개, 레몬즙 1/2개, 생강 5g, 꿀 조금, 뜨거운 물 100ml

만들기 양배추잎과 사과를 끓는 물에 삶아 뜨거운 상태 그대로 체에 걸러 믹서에 넣는다. 여기에 레몬즙, 생강즙, 꿀, 뜨거운 물을 넣고 간다. 뜨거운 물은 농도를 봐가면서 조금씩 조절해도 된다.

10 풍부한 칼륨 성분이 몸 속 노폐물을 씻어주는 | 오이주스

재료 오이 1개, 무 5cm 1토막, 레몬즙 2작은술

만들기 오이는 껍질째 굵은 소금으로 문질러 씻은 뒤 깨끗이 헹구고, 무는 껍질째 깨끗이 씻어 찬 물에 헹군다. 손질한 오이와 무를 적당한 크기로 잘라 믹서에 넣고 곱게 간다. 마지막에 레몬즙 2작은술 정도 넣어 마신다.

11 변비 해결하고 장을 튼튼하게 해주는 | 당근요구르트

재료 당근 1개, 요쿠르트 1/2컵(100ml)

만들기 당근은 껍질을 벗겨서 작은 크기로 썬 다음 믹서에 넣어 요쿠르트와 함께 간다.

한 가지 더! 디톡스 효과 높이는 습관

날씬한 몸매를 갖고 싶다면 스트레스를 버려야 | 스트레스를 받기 쉬운 사람일수록 비만이 많다는 연구 결과가 있다. 스트레스를 받으면 우리 몸의 여러 부위에서 모아진 에너지가 혈액 속에 쌓인다. 이렇게 쌓인 혈액 속 에너지는 사용되지 않고 몸 어딘가에 남는데, 가장 저장되기 쉬운 부위인 복부와 팔에 집중되기 때문이라는 것이다. 그러므로 자신만의 스트레스 해소 방법을 찾아서 그때그때 스트레스를 풀어버린다.

하루 8잔의 물을 마시면 노폐물 제거에 도움 | 흔히 '난 물만 마셔도 살이 쪄.'라고 말하는 사람들이 많다. 몸이 잘 붓는 것은 물을 많이 마셔서가 아니라 염분섭취와 배출의 불균형 때문에 생기는 것이다. 체중을 감량하기 위해서는 물을 충분히 섭취해야 한다. 물은 몸 속의 노폐물을 정화시켜 주고 신진대사를 활발하게 유지시켜 주기 때문에 체지방 분해에도 도움이 된다. 또 한 가지 배변기능을 좋게 해 줘 변비를 예방하는 데도 도움이 된다. 하루 2ℓ 또는 8잔의 물을 마시는 습관을 들인다.

레몬수는 독소 배출은 물론 피부 미용에도 좋아 | 물은 찬 물보다는 미지근한 물을 마시는 게 좋고 때로는 물에 레몬이나 라임을 짜서 즙을 섞어 마신다. 레몬에는 비타민 C가 풍부해서 물에 타서 마시면 피부가 희고 고와지는 효과도 덤으로 얻을 수 있다. 뭔가 따뜻한 게 마시고 싶을 땐 허브차를 마시는 것도 좋다. 커피나 홍차같은 카페인이 들어간 음료는 이뇨작용이 있어 수분 보충이 안 되므로 가능하면 자제한다.

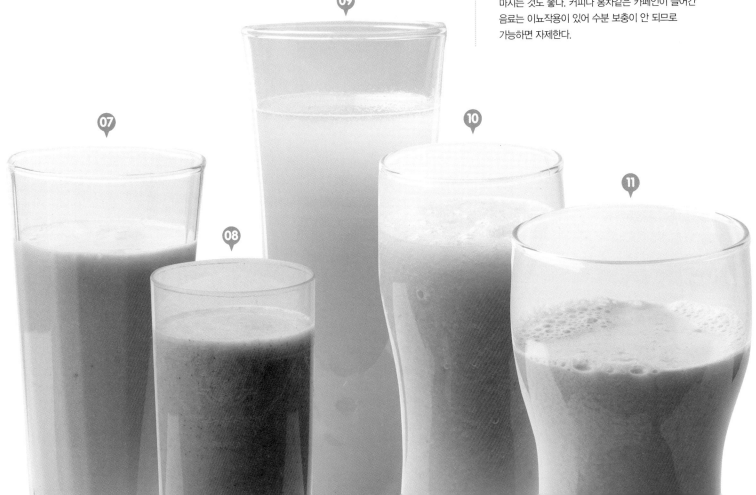

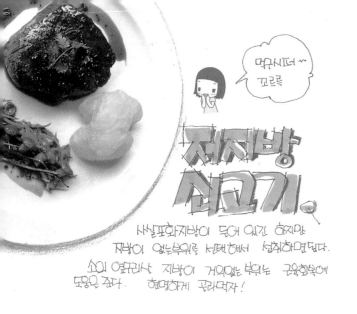

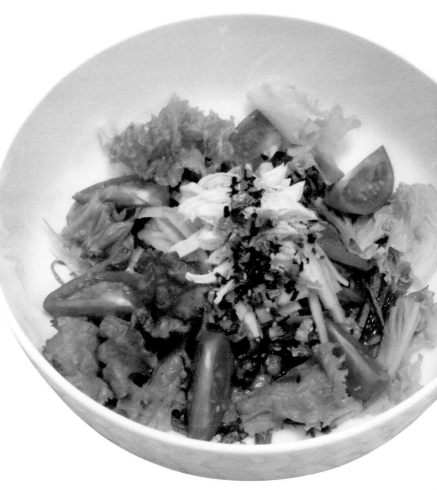

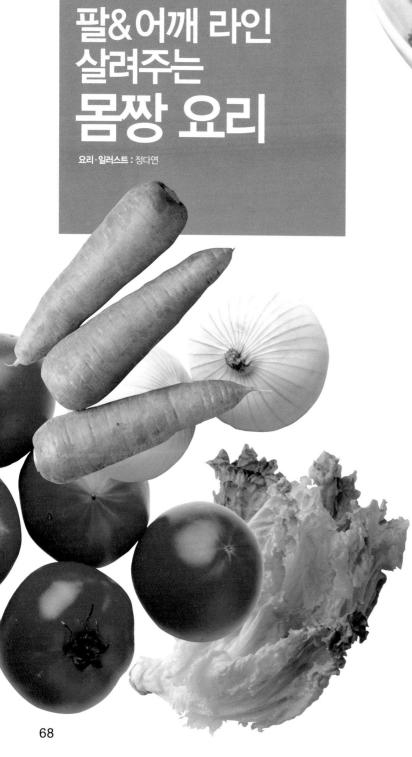

팔&어깨 라인
살려주는
몸짱 요리

요리·일러스트 : 정다연

정다연식 몸짱 다이어트를 위한
닭가슴살 요리특선

리바운드가 없는 다이어트를 위해서는 기초대사를 높이는 것인데 그 기초대사를 높이는데 필요한 근육을 만든 것이 바로 단백질입니다. 그 외에도 다이어트를 효과적으로 진행하기 위해서 단백질 없이는 말할 수 없어요. 왜냐하면 단백질은 근육의 재료가 될 뿐만 아니라 60조개나 있는 신체의 총 세포의 재료이기 때문인데 우리 몸은 피부, 내장, 근육도 단백질로 구성되고 있습니다. 몸에 가장 많은 수분, 그 다음으로 많은 것은 바로 단백질로서 신체를 구성하는 주성분입니다. 특히 아시아권의 주식은 서양 주식에 비해 단백질 양이 부족한 편으로 섭취하지 않으면 부족할 수밖에 없습니다. 힘겨운 다이어트를 잘 참아내고 살을 뺐어도 탄력 없는 피부, 윤기 없는 머리카락 때문에 속상하기 일쑤이죠.

그렇다고 해서 단백질을 한꺼번에 많이 섭취 한다 해도 효과가 별로 없어요. 사람의 몸이 여분의 단백질을 체내에 축적해 놓지 못하고 오줌으로 체외로 배출하므로 식사를 할 때마다 섭취하는 것이 가장 효과적입니다. 또 단백질을 매끼마다 취하는 것은 과식예방에도 좋은 영향을 미칩니다. 단백질은 탄수화물이나 지방과 비교해서 소화가 어렵기 때문에 위 안에 머무르는 시간이 길고 포만감이 지속됩니다. 게다가 소화에 에너지가 많이 소비되기 때문에 같은 칼로리의 다른 식품보다 살찌지 않는다는 장점이 있습니다. 여기서 하나 주목해야할 사항은 단백질을 많이 포함한 식품은 지방도 많다는 점. 그렇기 때문에 기름기가 별로 없는 닭가슴살, 달걀, 흰살 생선, 콩 제품 등의 저지방, 고단백 식품들을 골라서 먹어야 하는 것입니다.

닭가슴살껍질콩 샐러드

재료 닭가슴살 2쪽, 껍질콩, 완두콩 약간, 샐러드용
야채(취향껏), 토마토 1/4개
레몬드레싱 올리브오일 1/2컵, 레몬즙 2큰술,
화이트와인식초 2큰술, 굵은 소금·통후춧가루
약간씩
만들기
1 드레싱 재료를 믹서기에 한데 넣고 부드럽게
섞어둔다.
2 닭가슴살에 1의 드레싱 재료를 충분히 뿌려
30분간 재워둔다.
3 껍질콩은 팔팔 끓는 물에 소금을 약간 넣은 후
살짝 데쳐서 얼음물에 담갔다가 물기를 없앤다.
4 샐러드용 채소는 흐르는 물에 씻어두었다가 체에
받쳐 물기를 없애 둔다.
5 재워두었던 닭가슴살도 오븐이나 그릴에서
노릇하게 구워내고 토마토도 올리브유를 살짝 발라
같이 구워낸다.
6 접시에 샐러드채소를 담고 그 위에 노릇하게
구운 닭가슴살과 토마토를 담고 남은 드레싱을
끼얹어 낸다.

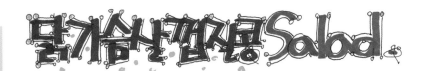

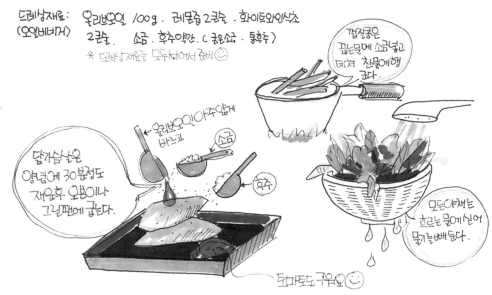

닭가슴살 샐러드

재료 닭가슴살 1~2쪽, 양상추, 로메인 상추, 레디시
싹채소 약간씩
오리엔탈 드레싱 저염간장 1컵, 화이트와인 2큰술,
꿀 2큰술, 다진 마늘 1큰술, 마른 바질가루 1작은술
만들기
1 드레싱 재료를 믹서기에 한데 넣고 부드럽게
갈아둔다.
2 닭가슴살에 밑양념의 일부를 넣고 30분가량 미리
재워두어 양념이 고루 배이도록 한다.
3 2의 닭가슴살을 그릴에 노릇노릇하게 구워 먹기
좋은 크기로 썰어둔다.
4 샐러드용 상추는 한입크기로 잘라 얼음물에 담궈
두었다가 체에 받쳐 물기를 빼고 완전하게 없앤다.
5 접시에 물기를 없앤 샐러드채소를 먼저 담고 잘
구워둔 닭가슴살을 담고 남아 있는 밑양념을 살짝
끼얹어 낸다.

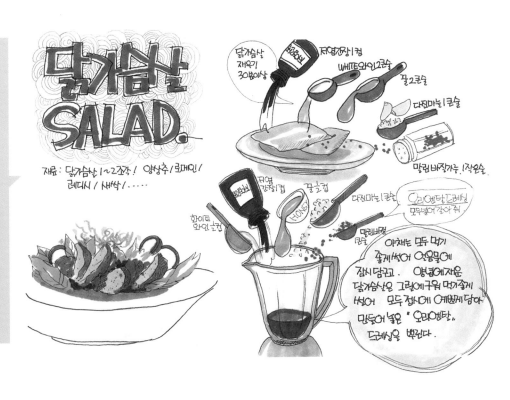

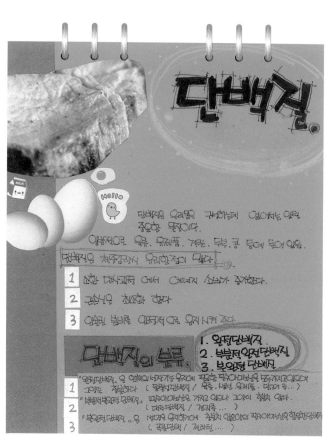

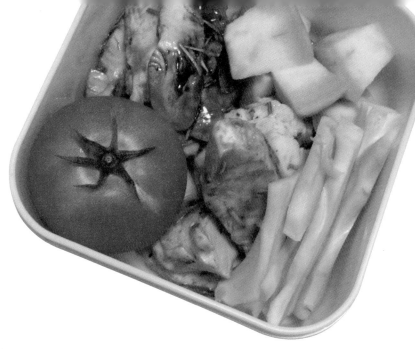

단백질.

운동후 근육의 피로를 풀어주는 단백질

운동후 피로해진 근육을 회복하기 위해서는, 단백질이 풍부한 음식섭취가 필요하다. 참! 고고 운동후 손상된 근력파괴를 보충하기 위해서는 바나나, 우유, 딸기 처럼 당이 높은 과일이 제격이다.

TIP → 운동후 2시간 이내에 먹는것이 좋다.

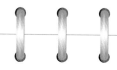

오렌지소스 닭가슴살 스테이크

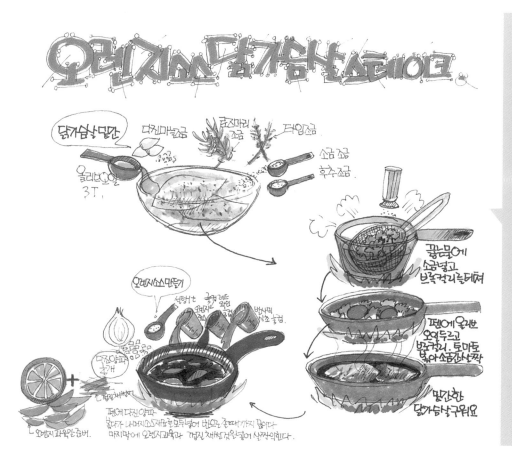

오렌지소스 닭가슴살 스테이크

재료 닭가슴살 2쪽, 브로콜리 1/2송이, 방울토마토
5~6개, 소금 약간(데치기용)
밑간 올리브유 3큰술, 다진 마늘 · 로즈마리 · 타임
약간씩, 소금 · 후춧가루 약간씩
오렌지소스 오렌지1/2개, 양파 1/4개, 설탕 1작은술,
레드와인 2/3컵, 발사믹 식초 1/3컵

만들기

1 닭가슴살은 밑간 재료를 한데 넣어 버무려 30분
정도 재워둔다.
2 소스는 바닥이 두꺼운 냄비를 준비하여 먼저
양파를 다져서 넣어 볶다가 나머지 재료를 넣고
그 양이 반으로 졸 때 까지 넣고 끓인다. 마지막에
오렌지 과육과 오렌지 껍질을 벗겨 채로 썰어둔
오렌지 제스트를 넣어 살짝 익을 정도로 끓여서
체에 밭쳐 소스를 완성한다.
3 브로콜리는 소금을 넣은 끓는 물에 살짝 데쳐내어
얼음물에 담가 두었다가 체에 밭쳐 물기를 빼둔다.
4 팬에 올리브유를 살짝 두르고 브로콜리,
방울토마토를 넣고 소금간을 살짝하여 볶아 낸다.
5 재워두었던 닭가슴살은 팬에서 노릇노릇하게
구워낸다.
6 접시에 닭가슴살을 먼저 담고 브로콜리와
토마토를 곁에 담은 다음 오렌지 소스를 넉넉하게
끼얹어 낸다.

닭가슴살 한방죽

재료(4~5인분 기준)
육수 닭가슴살 3쪽, 대파 1뿌리, 마늘 8쪽, 마른
대추 8알, 홍삼1뿌리, 수삼 2뿌리, 황기 2줄기
죽 불린 현미 1컵, 불린 멥쌀 1컵, 당근 1/4개, 물
8~9컵, 껍질 간 은행 6개, 참기름 약간

만들기

1 냄비에 물을 먼저 붓고 닭가슴살과 육수 재료를
한데 넣고 푹 끓인다.

2 닭가슴살은 건져내어 잘게 찢어두고, 나머지
육수는 깨끗한 거즈를 체에 받쳐서 맑게 걸러둔다.
대추, 홍삼, 수삼도 따로 건져 둔다.

3 밑이 두꺼운 냄비에 불린 현미와 쌀을 넣고
참기름을 넣어 먼저 볶아낸다.

4 살짝 볶아지면 걸러둔 육수를 모두 붓고 당근은
잘게 다져서 넣고 은근하게 죽으로 끓인다.

5 죽이 처음으로 끓기 시작하면 찢어둔 닭가슴살과
껍질을 벗겨두던 은행을 한데 넣고 마저 한소끔 더
끓여 준다.

6 죽이 완성되면 그릇에 담고 수삼, 홍삼도 같이
얹어 낸다.

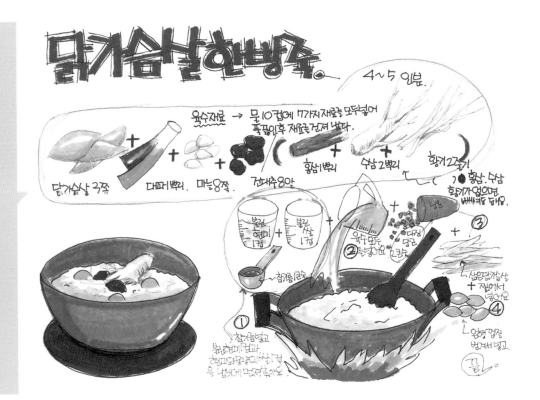

닭가슴살야채냉국

재료 닭가슴살 2조각, 들깨 가루, 통깨, 오이, 배,
무순, 팽이버섯, 토마토 약간씩
육수 대파 1/2대, 통마늘 3톨, 청주1/2컵, 양지육수
1컵, 소금 · 후춧가루 약간씩

만들기

1 닭 가슴살은 냄비에 물 6컵 정도를 붓고 육수용
재료를 한데 넣어 푹 삶아 낸다.

2 1을 깨끗한 거즈를 덮은 체에 받쳐 맑은 닭육수만
걸러낸다. 이때 닭가슴살은 따로 건져내어 잘게
찢어둔다. 찢어둔 닭가슴살은 후춧가루, 참기름으로
밑양념을 해둔다.

3 2의 받쳐둔 맑은 닭육수와 양지육수를 합쳐
믹서에 갈아 냉국을 만들어 차갑게 냉장해둔다.

4 오이와 배 등은 곱게 채 썰고 나머지 야채도
손질해둔다.

5 냉면기에 손질해둔 야채를 먼저 깔고 차갑게
준비해둔 육수를 부은 다음 닭가슴살을 얹고 여기에
통깨와 들깨 가루를 얹고 그 위에 토마토를 보기
좋게 담아낸다.

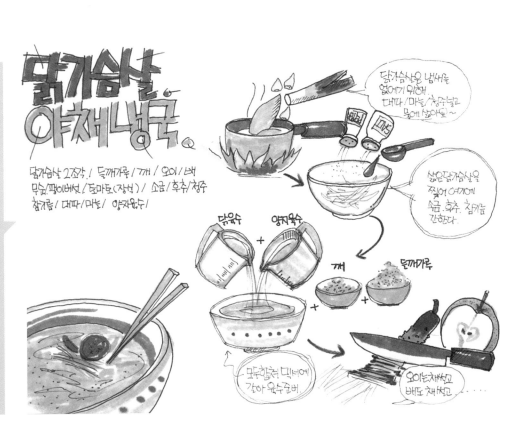

실패율 제로를 향한
다이어트

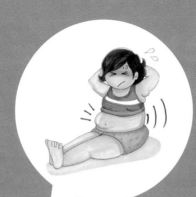

Diary

일단 다이어트를 시작하기로
마음먹었다면 매일매일
얼마나 운동을 했는지, 어떤 음식을
먹었는지 기록해 보자. 아래의 다이어리를
참고해서 3주 동안 다이어트
일기를 직접 써보자!

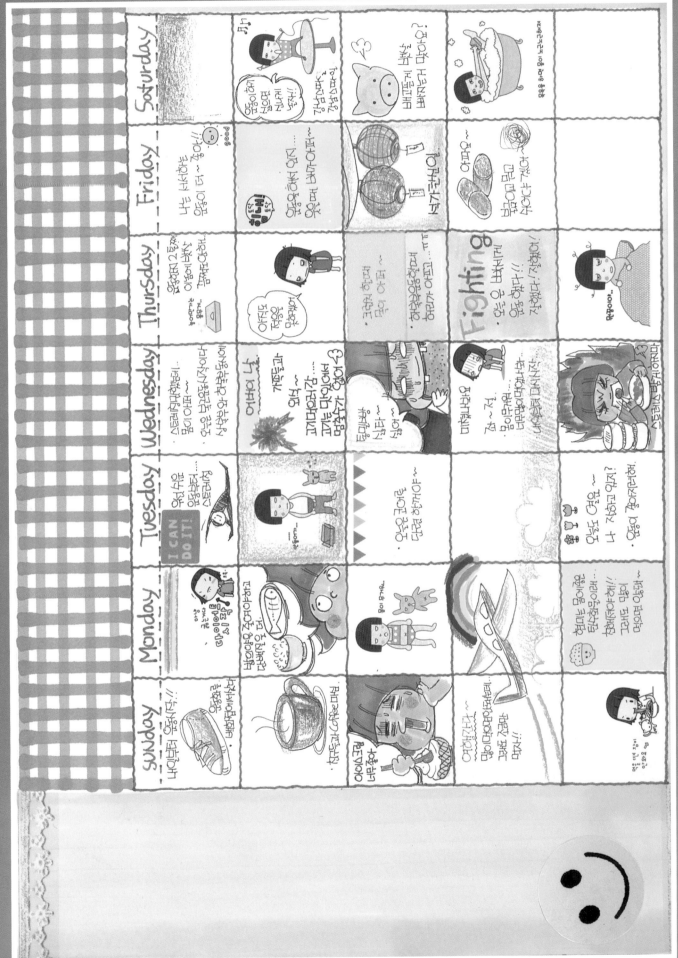

MON	TUE	WED	THU
1 slim work-out ! **D-21**	**2**	**3** 	**4** 건강하고 예쁘게 살 빼려면 과일과 채소를 듬뿍!
8 **D-14** 트랜스지방 NO!	**9** 도전 또 도전! 화이팅!	**10** 	**11** 이젠 운동이 재미있어
15 **D-7** 좀 더 힘을 내! 으챠!	**16** 잘하고 있어. 넌 참 대단해.	**17** 먹고 싶지만 꾹 참아야해	**18**
22	**23**	**24**	**25**
29 	**30**	**31** 	

FRI	SAT	SUN	memo
5 D-17	**6** 내 몸이 점점 개벼워지고 있어	**7** 노페물을 쏙~ 몸과마음이 가뿐!	

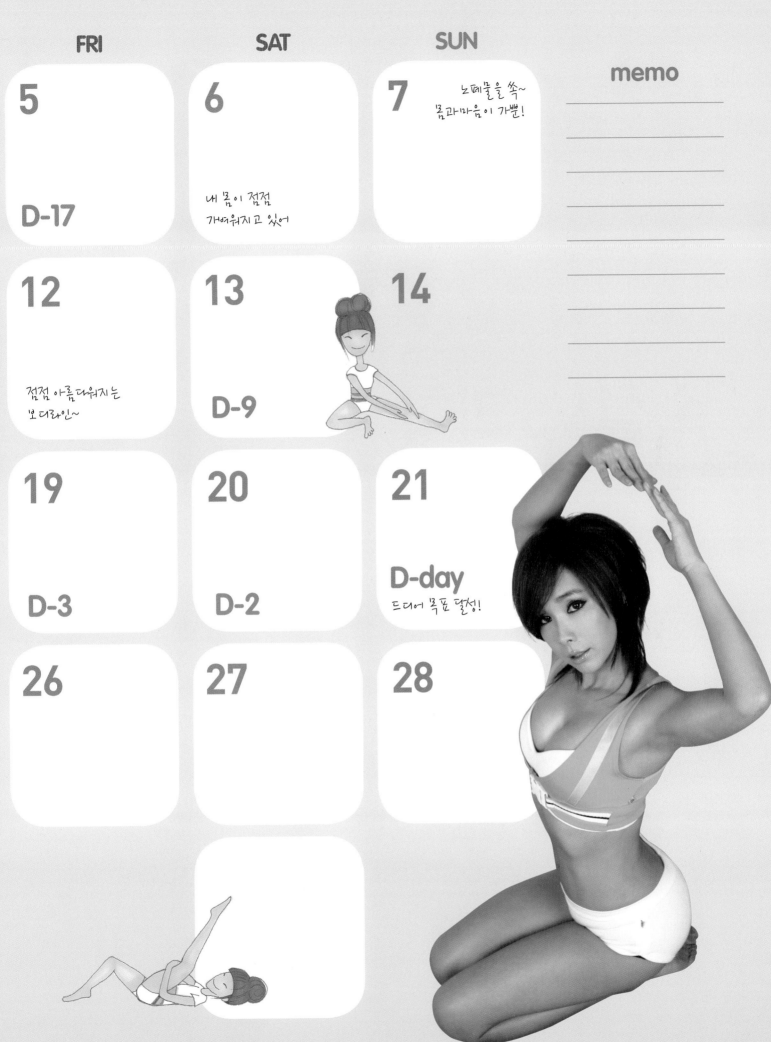

12

점점 아름다워지는
보디라인~

13

D-9

14

19

D-3

20

D-2

21

D-day
드디어 목표 달성!

26

27

28

75

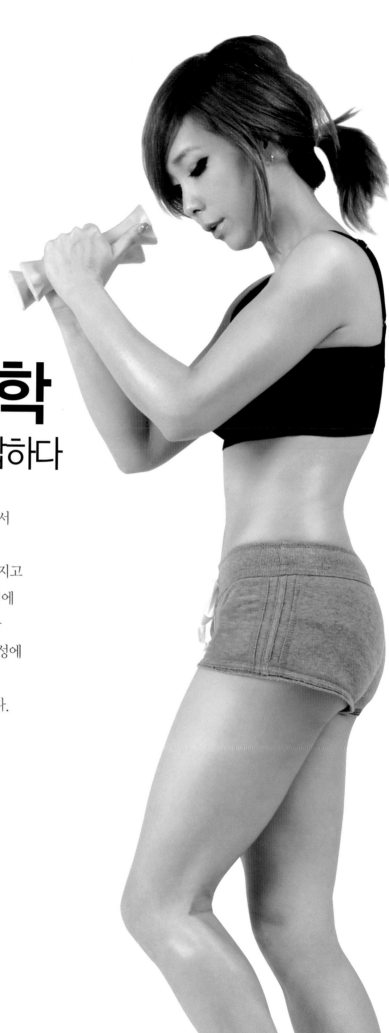

속설 VS 과학
속설이 묻고 과학이 답하다

비만이 커다란 사회적 문제가 되면서
세계적으로 엄청난 비용을 들여 이
분야에 대한 과학적 연구가 이루어지고
있으며, 그 성과가 운동과 식이요법에
적용되고 있다. 다이어트에 관한 한
과학은 지식의 문제가 아니라 효율성에
관한 문제이다. 알고 하면 절반의
노력으로 2배의 효과를 거둘 수 있다.
알고 하자!!

Q 어깨, 팔 팔굽혀 펴기는 팔운동이다?

A 팔굽혀 펴기는 운동의 명칭 때문에 팔 운동으로 오해할 수 있지만 가슴운동이다. 대표적인 가슴운동인 누워서 덤벨을 들어올리는 벤치 프레스라는 운동과 같은 원리이다.

Q 덤벨을 들고 걸으면 팔이 가늘어진다?

A 야외나 런닝 머신기를 걸을 때 덤벨을 들고 걷는 사람들이 있다. 걷는 동안 팔을 흔들기 때문에 덤벨을 들고 있으면 팔 운동이 될 수 있다고 오해하는 것이다. 하지만 걸을 때 팔을 앞뒤로 움직이는 근육은 주로 어깨근육이 사용된다. 걷기를 할 때에는 손에 아무 것도 들지 않고 바른 자세로 걷는 것이 더욱 큰 운동 효과를 볼 수 있다.

Q 덤벨 운동은 팔을 가늘게 한다?

A 덤벨을 이용한 팔 운동의 목적은 팔을 가늘게 하는 것이 아니라 근육을 생성시키는 것이다. 대부분 여자들은 팔이 굵어지는 것을 원치 않기 때문에 덤벨 운동은 주의해야 한다.

Q 웨이트 트레이닝은 팔을 굵게 만든다.

A 웨이트 트레이닝을 할 때는 주로 기구를 꽉 쥐게 된다. 그래서 당연히 전완근(팔꿈치와 손목사이의 근육)이 발달하게 된다. 따라서 여성들이 미용을 위해 웨이트 트레이닝을 할 때에는 덤벨이나 바, 그리고 기구를 너무 꽉 쥐지 않도록 해야 한다.

Q 팔을 많이 흔들면 팔이 가늘어 진다?

A 근육이 발달하려면 이완과 수축작용이 반복되어야 한다. 팔을 흔드는 것은 팔의 근육을 이완시키기는 하지만 수축은 일어나지 않는다. 팔을 흔든다고 해서 팔에 쌓인 체지방이 줄어들지도 않는다. 체지방은 몸 전체에서 골고루 빠지는 것이며 특정부위의 운동을 한다고 해서 그 부위만 선택적으로 줄일 수는 없다.

Q 턱걸이는 팔운동이다?

A 턱걸이를 할 때 팔이 굽어지기 때문에 나온 오해이다. 턱걸이는 가장 대표적인 등 운동이다. 손으로 바를 꽉 잡기 때문에 팔꿈치와 손목 사이의 전완근이 발달될 수는 있지만 그것보다는 등근육을 발달시키기 위해 하는 운동이다. 철봉에 매달리는 운동도 등운동이다. 그리고 어깨와 전완근이 많이 사용된다. 매끈한 몸매를 원한다면 굳이 권하고 싶지 않은 운동이다.

Q 팔을 문지르면 팔이 가늘어진다?

A 팔을 문지르는 것만으로 팔이 가늘어지지는 않는다. 단, 팔 근육운동을 하기 전에 팔을 문지른다면 혈액순환이 좋아져서 운동효과가 더욱 좋아 질 수는 있을 것이다. 혈액순환이 좋아지기 때문에 독소가 덜 쌓이는 효과는 있을 것이다.

Q 복싱을 하면 팔이 가늘어진다.

A 복싱을 할 때 사용하는 근육은 대부분 어깨근육이다. 따라서 어깨가 발달하는 효과를 얻을 수 있다. 권투에서의 펀치는 팔 근육이 아니라 어깨와 허리의 회전근이 사용된다.

Q 팔운동은 덤벨운동이 가장 좋다?

A 웨이트 트레이닝으로 팔운동을 하는 목적은 팔을 굵게 만드는 것이다. 무게를 가볍게 하고 적당한 근육이 나오도록 운동을 해야 한다. 무거운 덤벨로 팔운동을 하는 것은 미용을 위해서는 적합하지 않다. 적당한 무게로 팔에 근육을 만들고 전체적으로 몸의 체지방을 줄이는 방법을 택하는 것이 좋다.

Q 팔뚝살은 나잇살이다?

A 여성들이 가장 고민하는 부위중 하나는 팔의 뒷부분이다. 반팔티셔츠를 입으면 이 부위 때문에 몸이 둔해 보인다. 거울을 보며 허수아비처럼 팔을 벌리면 아래로 축 처진 팔뚝살은 마음을 심란하게 한다. 이 부위의 근육은 팔을 펼 때 사용되는 근육이다. 예를 들어서 의자에서 일어날 때 팔걸이를 잡고 일어난다면 이 부위의 근육을 사용하는 것이다. 여성들이 일상생활을 하면서 이런 동작을 할 기회는 거의 없다. 그래서 근육이 줄어들고 지방이 쌓이게 되는 것이다. 따라서 팔의 뒷부분은 시간을 내서 운동을 해 주는 것이 좋다. 이 부위는 어느정도 근육이 생겨도 팔이 굵어보이지는 않는다.

> **덤벨을 들고 걸으면 팔이 가늘어 진다?**
>
> 야외나 런닝 머신기를 걸을 때 덤벨을 들고 걸으면 걷는 동안 팔을 흔들기 때문에 덤벨을 들고 있으면 팔 운동이 될 수 있다고 오해하는 것이다. 하지만 걸을 때 팔을 앞뒤로 움직이는 근육은 주로 어깨근육이 사용된다. 걷기를 할 때에는 손에 아무 것도 들지 않고 바른 자세로 걷는 것이 더욱 큰 운동 효과를 볼 수 있다.

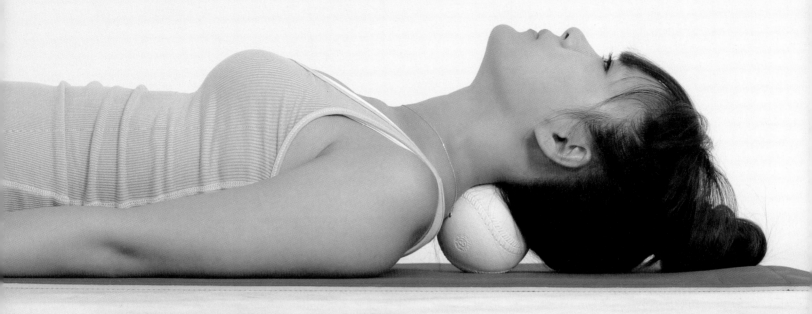

정다연의 몸짱 마사지 비법
공마사지

볼을 목 뒤에 두고 머리의 무게를 이용해 자극한다.
고개를 좌우로 틀면서 목 주변의 근육과 인대를 골고루 자극한다.
이때 목에 힘을 주지 않아야 한다.

나이가 들면 누구나 어깨나 팔과 연관된 통증을 호소하는 경우가 허다하다. 문제는 운동부족으로 인한 통증도 있지만 늘 반복되는 일상 속에서 쓰는 근육만을 집중적으로 쓰게 되어 근육이 뭉쳐 있는 경우도 많다. 반복되는 가사노동이나 육아로 인해 터무니없이 두꺼워지는 팔과 어깨가 걸리는 증세도 그러하다. 누구라도 속시원하게 안마나 마사지를 해주기를 기대할 수도 없고 답답하기만 하다. 하지만 혼자서 언제라도 특별한 준비물이나 도움없이 부드러운 공하나만 있어도 편안한 자세로 누워, 자신의 체중을 이용해 어깨와 팔을 집중해서 마사지해 줄 수 있다. 이리저리 공을 굴려가며 아프거나 뭉친 부위를 지압하듯 눌러가면서 근육을 풀어 줄 수 있어 통증해소는 물론 아름다운 어깨와 팔 라인을 충분히 살려 줄 수 있다.

시범 : NANI (JETA CHIEF INSTRUCTOR)

Step 1

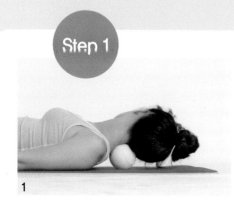

1

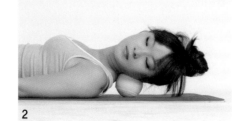

2

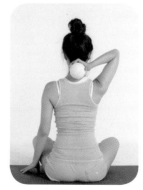

공의위치

1_공을 대고 누웠을 때 목의 움푹 패인 곳에 둔다.
2_천천히 머리 무게를 실어 좌우로 틀어주며 목 주변 근육과 인대를 골고루 자극 해준다.
※ 이 때 긴장을 푼 상태에서 천천히 좌우로 틀어준다.

Step 2

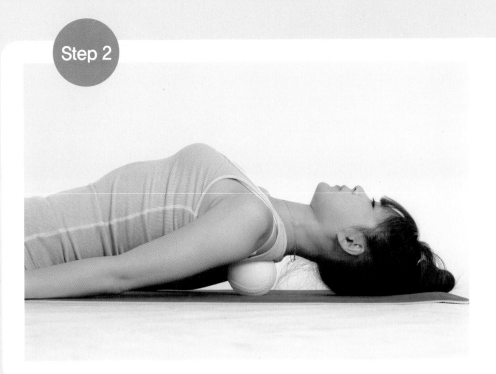

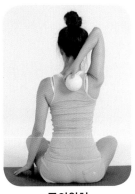

공의위치

목 아래 척추 윗쪽 근육과 인대를
몸의 무게를 이용해서 자극한다.
팔을 옆으로 벌리고 회전시키면서
자극의 범위를 넓힌다.

---

tip 이런 점에 주의하세요

1_통증이 느껴지는 부위가 바로 문제가 있는
곳이다. 통증이 느껴지는 부위를 집중공략
하라.

2_처음에는 며칠간 통증이 남을 수 있다.
시간이 지나면 사라지니 너무 걱정하지
말자.

3_날카롭고 참기 힘든 통증이 오면 마사지를
중단하고 몸의 휴식을 취하도록 한다.

4_딱딱한 소프트 볼, 또는 야구공을
사용한다.

5_침대나 소파등 푹신한 바닥에서는 효과가
없다. 딱딱한 바닥에 매트를 깔고 하자.

6_마사지가 끝나면 1분가량 누워서 쉰 후
천천히 일어나도록 한다.

Step 3

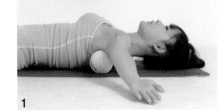
1

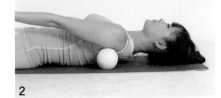
2

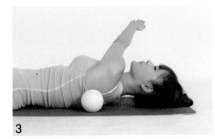
3

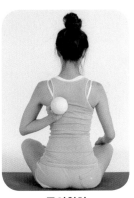

공의위치

1_사진과 같이 척추 윗 부분 옆으로
공을 대고 누워 체중을 천천히
실어주며 근육과 인대를 자극한다.

2_공이 놓여진 방향의 한 팔을
사진과 같이 크게 원을 그리며 자극
포인트를 넓혀준다.

3_반대방향도 동일하게 동작한다.

목표 중심 3주 점프업 플랜

목표 중심

힘들어도 점프 업! 목표를 이루기 위해서는 반드시 한번은 진땀을 흘려야 한다. 길지 않은 시간이니 용기를 내어 도전해 보자!

	월	화	수	목	금	토	일
1주차	A	B	C	D	E	F	휴식
세트	3~4 세트						
2주차	A+B	C+D	E+F	A+C	B+D	F+C	휴식
세트	2~3 세트						
3주차	F+A+B	F+C+D	F+E+A	F+B+C	F+A+C	F+B+E	휴식
세트	2~3 세트						

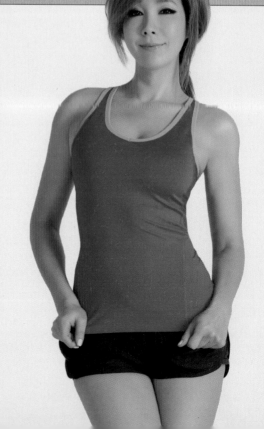

1주차 | 기초체력 기르기와 동작 이히기
운동량: 매일 1개 서킷을 선택해 서킷 내의 모든 동작을
8~16, 3~4세트 실시. 세트 사이에 휴식없이 동작을 한다.

2주차 | 땀 없이는 결과도 없다. 힘들어도 고! 고!
*2개의 프로그램을 둘로 묶어 실시
운동량: 각 동작 당 자신의 능력에 따라 8~16회 2~3세트 실시.
동작 사이에 쉬지 말 것.

3주차 | 마지막 깔딱고개! 그래 봤자 1주일이다!
*3개의 프로그램을 둘로 묶어 실시
운동량: 각 동작 당 8~16회 2~3세트 자신의 능력에 따라 실시.
동작 사이에 쉬지 말 것.